老年人疾病护理研究

邱晓静　著

汕頭大學出版社

图书在版编目（CIP）数据

老年人疾病护理研究 / 邱晓静著. -- 汕头：汕头
大学出版社, 2024. 6. -- ISBN 978-7-5658-5324-1

Ⅰ. R473

中国国家版本馆 CIP 数据核字第 2024NT5136 号

老年人疾病护理研究

LAONIANREN JIBING HULI YANJIU

作　　者：邱晓静

责任编辑：陈　莹

责任技编：黄东生

封面设计：钟晓图

出版发行：汕头大学出版社

　　　　　广东省汕头市大学路 243 号汕头大学校园内　邮政编码：515063

电　　话：0754-82904613

印　　刷：河北朗祥印刷有限公司

开　　本：710 mm×1000 mm　1/16

印　　张：9.5

字　　数：200 千字

版　　次：2024 年 6 月第 1 版

印　　次：2024 年 7 月第 1 次印刷

定　　价：98.00 元

ISBN 978-7-5658-5324-1

前　言

当前，我国已进入快速老龄化阶段，面临人口老龄化和人口总量过多的双重压力。近年来，各地区各部门应对人口老龄化工作取得了显著成效，但是护理专业发展与老龄化的需求和国际上发达国家和地区的水平相比还存在较大差距。因此，进一步加强老年护理学教育，加快培养老年护理专业人才，编写提升老年护理学水平的专著，具有十分重要的意义。

本书的主要内容包括：第一章老年人的健康评估，第二章老年人的保健与养老照顾，第三章老年人的心理卫生与精神护理，第四章老年人的日常生活护理，第五章老年人的安全用药与护理，第六章老年人常见健康问题与护理。

在本书编写过程中，参考了很多专家的资料，在此深表感谢，由于时间仓促，书中难免有不足之处，敬请读者批评指正。

作　者

2024 年 3 月

目　录

第一章　老年人的健康评估

老年人各种生理功能衰退及慢性病患病率增加，其健康卫生需求不断扩大，对老年人进行健康水平及需求的评估，已成为老年护理的重要组成部分。随着年龄的增长，机体的诸多功能均发生不同程度的老化，辨别正常老化和异常病变是老年健康评估的重点之一。护士对老年人进行健康评估时，通过耐心细致的观察、询问以及体格检查，获得全面、客观的评估资料，准确判断老年人的健康状况与功能状态，是制定全面的护理与随访保健计划，促进老年人身心健康的必要条件。

第一节　概　　述

老年人健康评估的内容主要包括身体健康、精神心理健康以及社会健康等方面。对老年人进行综合健康评估，可以全面反映其健康状况，是实施老年人健康管理的重要基础。

一、老年人健康评估原则

老年人由于机体老化和患各种慢性疾病比例较高的特点，在对其进行健康评估的过程中，护士应根据老年人的特点，遵循以下评估原则：

（一）了解老年人身心变化特点

护士充分了解老年人生理和病理性改变的特点，是全面客观地收集老年人健康资料的基础。生理性改变是指随着年龄的增长，机体发生的分子、细胞、器官和全身各系统的各种退行性改变，属于正常的变化；病理性改变则是指由于生物的、物理的或化学的因素所导致的老年性疾病引起的变化，属于异常的变化。在多数老年人身上，这两种变化过程往往同时存在，相互影响，有时难以严格区分，需要护士认真实施健康评估，确定与年龄相关的正常改变，区分正常老化和现存/潜在的健康问题，采取适宜的措施予以干预。

老年人心理变化有以下特点：身心变化不同步，心理发展具有潜能和可塑性，个体差异性大。在智力方面，由于反应速度减慢，在限定的时间内学习新知识、接受新事物的能力较年轻人低；在记忆方面，记忆能力变慢、下降，以有意识记忆为主、无意识记忆为辅；在思维方面，个体差异性较大；在特性或个性方面，可出现孤独、任性、把握不住现状而产生怀旧、焦虑、烦躁；老年人的情感与意志变化相对稳定。

（二）正确解读辅助检查结果

老年人辅助检查结果的异常有 3 种可能：①由于疾病引起的异常改变。②正常的老年期变化。③受老年人服用的某些药物的影响而发生改变。目前关于老年人辅助检查结果标准值的资料较少。老年人检查标准值（参考值）可通过年龄校正可信区间或参照范围的方法确定，但对每个临床病例都应个别看待。护士应通过长期观察和反复检查，正确角率读老年人的辅助检查数据，结合病情变化，确认辅助检查值的异常是生理性老化、还是病理性改变所致，采取适当的处理方式，避免延误诊断或处理不当造成严重后果。

（三）注意疾病非典型性表现

非典型性临床表现是指老年人因感受性降低，加之常并发多种疾病，发病后往往没有典型的症状和体征。例如，部分老年人患肺炎时仅表现出食欲差、全身无力、脱水，或突然意识障碍，而无呼吸系统的症状；阑尾炎导致肠穿孔的老年人，临床表现可能没有明显的腹膜炎体征，或仅主诉轻微疼痛。由于这种非典型表现的特点，给老年人疾病的诊治带来了一定的困难，容易出现漏、误诊。因此对老年人要重视客观检查，尤其体温、脉搏、血压及意识的评估极为重要。

二、老年人健康评估方法

对老年人进行健康评估的方法主要包括以下几种：

（一）交谈

指通过与老年人、亲友、照护者及相关的医务人员进行谈话沟通，了解老年人的健康情况。在交谈中，护士应运用有效的沟通技巧，与患者及相关人员建立良好的信任关系，有效获取老年人的相关健康资料和信息。

（二）观察

指运用感官获取老年人的健康资料和信息。护士可通过视、听、嗅、触等多种感官，观察老年人的各种身体症状、体征、精神状态、心理反应及其所处的环境，以便发现潜在的健康问题。

在观察的过程中，必要时可采用辅助仪器，以增强观察效果。

（三）体格检查

指运用视诊、触诊、叩诊、听诊等体格检查的方法，对老年人进行的有目的的全面检查。

（四）阅读

指通过查阅病历、各种医疗与护理记录、辅助检查结果等资料，获取老年人的健康信息。

（五）测试

用标准化的量表或问卷，测量老年人的身心状况。量表或问卷的选择必须根据老年人的具体情况来确定，并且需要考虑量表或问卷的信度及效度。

三、老年人健康评估注意事项

在老年人健康评估的过程中，结合老年人身心变化的特点，应注意以下事项：

（一）提供适宜的环境

老年人血流缓慢、代谢率与体温调节功能、感觉功能降低，容易受凉感冒，体检时应注意调节室内温度，以 22~24℃ 为宜。老年人视力和听力下降，评估时应避免对老人的直接光线照射，环境尽可能要安静、无干扰，注意保护老人的隐私。

（二）安排充分的时间

老年人由于感官的退化，反应较慢，行动迟缓，思维能力下降，评估所需的时间较长。加之老年人往往患有多种慢性疾病，很容易感到疲劳。护士应根据老人的具体情况，分次进行健康评估，让其有充足的时间回忆过去发生的事件，这样既可以避免老人疲惫，又能获得详尽的健康史。

（三）选择适当的方法

对老年人进行身体评估时，应根据评估的要求，选择合适的体位，在全面评估的基础上，重点检查已发生病变或有潜在病变的部位。对有移动障碍的老年人，可取合适的体位。检查口腔和耳部时，要取下义齿和助听器。有些老人部分触觉功能消失，需要较强的刺激才能引出，在进行感知觉检查，特别是痛觉和温觉检查时，注意不要损伤老人。

（四）运用沟通的技巧

对老年人进行健康评估时，应充分考虑他们因听觉、视觉、记忆等功能衰退而出现的反应迟钝、语言表达不清等情况，适当运用有效的沟通技巧。例如，采用关心、体贴的语气提出问题，语速减慢，语音清晰，选用通俗易懂的语言，适时注意停顿和重复，运用倾听、触摸等技巧，注意观察非语言性信息，增进与老人的情感交流，以便收集到完整而准确的资料。为认知功能障碍的老人收集资料时，询问要简洁得体，必要时可由其家属或照顾者协助提供资料。

（五）获取客观的资料

对老年人的健康评估应在全面收集资料的基础上，进行客观准确的判断分析，避免因为护士的主观判断引起偏差。尤其是在进行功能状态评估时，护士应通过直接观察进行合理判断，避免受老年人自身因素的影响。

（六）进行全面的评估

全面、系统地评估老年人的整体健康状况，包括身体健康、心理健康、社会健康及特有问题的评估。评估时综合考虑所有因素及其之间的相互影响，重点放在预防问题的发生，而非处理已发生的问题。

第二节　老年人身体健康评估

身体健康评估的关键是辨别正常老化和异常病理性变化。对老年人身体健康状况的评估，除生理功能以及疾病本身外，还要对其日常生活能力进行评估。

一、健康史

健康史包括老年人过去、现在的健康状况以及老年综合征的病史。老年人的健康史跨越数十年，易出现回忆性偏倚，多渠道采集相关资料可确保健康史的全面性和准确性。

（一）基本情况

包括老年人的姓名、性别、出生日期、民族、婚姻状况、职业、籍贯、文化程度、宗教信仰、经济状况、医疗费用的支付方式、家庭住址与联系方式、入院时间等。

（二）健康状况

1. 现病史

目前有无急慢性疾病；疾病发生的时间，主要的症状有无加重，治疗情况及恢复程度，疾病的严重程度，对日常生活活动能力和社会活动的影响。

2. 既往史

既往疾病、手术、外伤史，食物、药物等过敏史，药物使用情况，参与日常生活活动和社会活动的能力。

3. 家族史

主要了解患者直系亲属的健康状况及患病情况，有无遗传性、传染性疾病。

（三）老年综合征

老年综合征是指老年人由多种疾病或多种原因造成的同一种临床表现或问题的症候群。老年综合征包含的种类，目前国际上尚无统一的界定。2013年亚太地区老年医学会指出常见的老年综合征包括痴呆、尿失禁、谵妄、跌倒、听力受损、视力受损、肌减少症、营养不良、衰弱、卧床、步态不平衡和压力性溃疡等 12 个种类。老年综合征的评估可采用整体评估量表，如由美国哈特福德老年护理研究所、纽约大学护理系设计的 SPICES 量表，亦可根据需要采用单个老年综合征评估量表。

二、体格检查

随着年龄的增长，老年人罹患心脑血管等疾病的危险因素增加。一般情况下，老年人应 1~2 年进行一次全面的健康检查。检查时，护士按要求协助老年人选择适宜的舒适体位，采用视诊、触诊、叩诊、听诊等方法，了解其身体健康状况以及重要脏器疾病的相关高危因素。

（一）全身状态

1. 营养状态

评估老年人每日活动量、饮食状况以及有无饮食限制，测量身高、体重，计算体质指数。体质指数正常范围为 18.5～24.9，低于 18.5 提示体重过低，25～29.9 提示超重，≥30 提示肥胖。

2. 生命体征

包括：①体温：老年人基础体温较成年人低，70 岁以上的病人感染常无发热的表现。如果午后体温比清晨高 1℃ 以上，应视为发热。②脉搏：老年人测量脉搏的时间每次不应少于 30 秒，并且应注意豚搏的不规则性。③呼吸：评估呼吸时应注意呼吸的形态、节律以及有无呼吸困难。老年人正常呼吸频率为 16～25 次/分，在其他临床症状和体征出现之前，如老年人出现呼吸>25 次/分，可能是下呼吸道感染、充血性心力衰竭或其他病变的信号。④血压：高血压和直立性低血压在老年人中较为常见，一般建议老年人平卧 10 分钟后测量血压，再于直立 1、3、5 分钟后各测定血压一次，如直立时任何一次收缩压比卧位降低≥20mmHg 或舒张压降低≥10mmHg，称为直立性低血压或体位性低血压。⑤疼痛：疼痛被称为第五大生命体征，是老年人常见的一种症状。疼痛与其他 4 项生命体征不同的是，它不具备客观的评价依据，护士应以整体的观点、选用合适的工具对疼痛患者进行个体化的评估，对疼痛的来源、程度、性质等方面做出综合的判断。

3. 意识状态

意识状态主要反映老年人对周围环境的认识和对自身所处状况的识别能力，有助于判断有无烦内病变及代谢性疾病。

4. 体位、步态

姿势和步态的维系有赖于运动、感觉和小脑功能。疾病常可使体位发生改变，如心、肺功能不全的老年病人，可出现强迫坐位。步态的类型对疾病诊断有一定帮助，评估老年人步态时，应识别步态异常是否是继发于关节炎或关节疼痛。老年人常见的步态异常包括：慌张步态见于帕金森病、醉酒步态见于小脑病变、痉挛步态见于卒中等。

（二）皮肤

评估的内容包括老年人皮肤的颜色、温度、湿度，皮肤的完整性与特殊感觉，有无癌前/癌病变。卧床不起的老年人应重点检查易发生破损的部位，观察有无压疮发生。老年人的皮肤干燥、皱纹多，缺乏弹性，没有光泽，常伴有皮损。常见的皮损有老年色素斑、老年疣、老年性白斑等，40岁后常可见浅表的毛细血管扩张。

（三）头面部与颈部

1. 头面部

（1）头发：随着年龄的增长，头发变成灰白，发丝变细，头发稀疏，并有脱发。

（2）眼睛及视力：老年人眼窝内的脂肪组织减少，眼球凹陷；眼睑下垂；瞳孔直径缩小，反应变慢；泪腺分泌减少，易出现眼干；角膜周围有类脂性浸润，随着年龄的增加角膜上出现白灰色云翳。老年人晶状体柔韧性变差，睫状肌肌力减弱，眼的调节能力逐渐下降，迅速调节远、近视力的功能下降，出现老花。老年人因瞳孔缩小、视网膜的再生能力减退，使其区分色彩、暗适应的能力有不同程度的衰退和障碍。异常病变可有白内障、斑点退化、眼压增高或青光眼、血管压迹。

（3）耳：老年人的听力随着年龄的增加逐渐减退，对高音量或噪音易产生焦虑，常有耳鸣，特别在安静的环境下明显。外耳检查可发现老年人的耳廓增大，皮肤弹性差，耳垢干燥。为使用助听器的老人检查耳部时，应注意取下助听器。

（4）鼻腔：老年人鼻腔黏膜萎缩变薄，且变得干燥。

（5）口腔：由于毛细血管血流减少，老年人唇周失去红色，口腔黏膜及牙龈显得苍白；唾液分泌减少，口腔黏膜干燥；味蕾的退化和唾液的减少使味觉减退。由于长期的损害、外伤、治疗性调整和老化的影响，老年人多有牙齿颜色发黄、变黑，以及牙齿缺失，常有义齿。评估口腔时，应检查有无出血或肿胀的齿龈、松动和断裂的牙齿、经久不愈的黏膜白斑等。

2. 颈部

颈部结构与成年人相似，无明显改变。脑膜受刺激、痴呆、脑血管病、颈椎病、颈部肌肉损伤和帕金森病的病人，可有颈项强直的体征。

（四）胸部

1. 乳房

随年龄的增长，女性乳腺组织减少，乳房变得平坦。如发现肿块，要高度疑为癌症。男性如有乳房发育，常常由于体内激素改变或是药物的副作用。

2. 胸、肺部

视诊、听诊及叩诊过程同成年人体检。老年人尤其是患有慢性支气管炎者，常呈桶状胸改变。由于生理性无效腔增多，肺部叩诊多为过清音。胸部检查发现与老化相关的体征有：胸腔前后径增大，胸廓横径缩小，胸腔扩张受限，呼吸音强度减轻。

3. 心前区

老年人因驼背或脊柱侧弯引起心脏下移，可使心尖搏动出现在锁骨中线旁。胸廓坚硬，使得心尖搏动幅度减小。听诊第一及第二心音减弱，心室顺应性减低可闻及第四心音。静息时心率变慢。主动脉瓣、二尖瓣的钙化、纤维化，脂质堆积，导致瓣膜僵硬和关闭不全，听诊时可闻及异常的舒张期杂音，并可传播到颈动脉。

（五）腹部

老年肥胖常常会掩盖一些腹部体征；而消瘦者则因腹壁变薄松弛，腹膜炎时也不易产生腹肌紧张，但肠梗阻时则很快出现腹部膨胀。由于肺扩张，使膈肌下降致肋缘下可触及肝脏。随着年龄的增大，膀胱容量减少，很难触诊到充盈的膀胱。老年人腹部听诊可闻及肠鸣音减少。

（六）泌尿生殖器

老年女性由于雌激素缺乏使外阴发生变化：阴毛稀疏，呈灰色；阴唇皱褶增多，阴蒂变小；阴道变窄，阴道壁干燥苍白，皱褶不明显；子宫颈变短，子宫及卵巢缩小。男性外阴改变与激素水平降低相关，表现为阴毛变稀及变灰，阴茎、睾丸变小，双阴囊变得无皱褶。此外，随着年龄的增长，老年男性前列腺逐渐发生组织增生，增生的组织引起排尿阻力增大，导致后尿道梗阻，出现排尿困难。

对老年人排尿进行评估时，应注意了解排尿的次数、尿量、尿液性状以及有无尿潴留、尿失禁等异常排尿情况，必要时测量膀胱残余尿。

（七）脊柱与四肢

老年人肌张力下降、腰脊变平，导致颈部脊柱和头部前倾。椎间盘退行性改变可使脊柱后凸。由于关节炎及类似的损害，致使部分关节活动范围受限。评估四肢时，应检查各关节及其活动范围、动脉搏动情况，注意有无疼痛、肿胀、畸形以及运动障碍等情况。如出现下肢皮肤溃疡、足冷痛、坏疽以及脚趾循环不良，常提示下肢动脉供血不足。

（八）神经系统

随着年龄的增长，神经的传导速度变慢、对刺激反应的时间延长，因此老年人精神活动能力可出现不同程度的下降，如记忆力减退，易疲劳、注意力不易集中，反应变慢，平衡能力降低、动作不协调，生理睡眠缩短。

三、功能状态评估

功能状态主要是指老年人处理日常生活的能力，其完好与否影响着老年人的生活质量。护士定期对老年人的功能状态进行客观评估，是老年护理的良好开端，对维持和促进老年人独立生活能力、提高其生活质量，具有重要的指导作用。

（一）评估内容

老年人的功能状态受年龄、视力、躯体疾病、运动功能、情绪等因素的影响，评估时要结合其身体健康、心理健康及社会健康状态进行全面衡量和考虑。功能状态的评估包括日常生活能力、功能性日常生活能力、高级日常生活能力 3 个层次。

1. 日常生活能力（activities of daily living，ADL）

老年人最基本的自理能力，是老年人自我照顾、从事每天必需的日常生活的能力。如衣（穿脱衣、鞋、帽，修饰打扮）、食（进餐）、行（行走、变换体位、上下楼）、个人卫生（洗漱、沐浴、如厕、控制大小便），这一层次的功能受限，将影响老年人基本生活需要的满足。ADL 不仅是评估老年人功能状态的指标，也是评估老年人是否需要补偿服务的指标。

2. 功能性日常生活能力（instrumental activities of daily living，IADL）

老年人在家中或寓所内进行自我护理活动的能力，包括购物、家庭清洁和整理、使用电话、付账单、做饭、洗衣、旅游等，这一层次的功能提示老年人是否能独立生活并具备良好的日常生活功能。

3. 高级日常生活能力（advanced activities of daily living，AADL）

反映老年人的智能能动性和社会角色功能，包括主动参加社交、娱乐、职业活动等。随着老年期生理变化及疾病的困扰，这种能力可能会逐渐丧失。例如，股骨颈骨折使一位经常参加各种社交和娱乐活动的老年人失去了参与这些活动的能力，这将使这位老年人的整体健康受到明显影响。高级日常生活能力的缺失，要比日常生活能力和功能性日常生活能力的缺失出现得早，一旦出现，就预示着更严重的功能下降。因此如果发现老年人有高级日常生活能力的下降，就需要及时做进一步的功能性评估，包括日常生活能力和功能性日常生活能力的评估。

（二）评估工具

在医院、社区、康复中心等开展老年护理时，有多种标准化的评估量表可供护士使用。

四、辅助检查

老年人机体形态和功能的一系列进行性、退行性改变，可不同程度影响辅助检查的结果，对此护士应予以正确的解读和分析。

（一）常规检查

1. 血常规

血常规检查值异常在老年人中十分常见，一般以红细胞小于 $3.5×10^{12}/L$、血红蛋白小于 110g/L，血细胞比容小于 0.35，作为老年人贫血的标准，但贫血并非老年期正常生理变化，因而需要进行全面系统的评估和检查。多数学者认为白细胞、血小板计数无增龄性变化。白细胞的参考值为 $(3.0～8.9)×10^9/L$。在白细胞分类中，T 淋巴细胞减少，B 淋巴细胞则无增龄性变化。

2. 尿常规

老年人尿蛋白、尿胆原与成年人之间无明显差异。老年人肾排糖阈值升高，可出现血糖升高而尿糖阴性的现象。老年人对泌尿系感染的防御功能随年龄增长而降低，其尿沉渣中的白细胞大于 20 个/HP 才有病理意义。老年人中段尿培养污染率高，可靠性较低，老年男性中段尿培养菌落计数 $≥10^3/ml$、女性 $≥10^4/ml$ 为判断真性菌尿的界限。

3. 血沉

在健康老年人中，血沉变化范围很大。一般血沉在 30～40mm/h 之间无病理意义；如血沉超过 65mm/h，应考虑感染、肿瘤及结缔组织病。

（二）心电图检查

心电图检查有利于及时发现老年人无症状的心肌缺血、心耐更死等病变。随着年龄的增长，老年人的心电图常有非特异性改变，如 P 波轻度低平、P–R 间期延长、T 波变平、ST 段非特异性改变等。

（三）影像学及内镜检查

影像学检查已广泛应用于老年疾病的诊治，如 CT、磁共振成像对急性脑血管病、颅内肿瘤的诊断有很大价值。内镜检查对老年人胃肠道肿瘤、消化性溃疡以及呼吸、泌尿系统的诊断，具有重要意义。

第三节　老年人心理健康评估

进入老年期，在应对各种生活事件的过程中，老年人常有一些特殊的精神心理活动。老年人的精神心理状况直接影响其身体健康和社会功能状态，是实现健康老龄化不可缺少的维度之一。老年人的精神心理状况常从情绪和情感、认知功能、压力与应对等方面进行评估。

一、情绪和情感通

老年人的情绪纷繁复杂，焦虑和抑郁是最常见也是最需要进行干预的情绪障碍。

（一）焦虑

焦虑是个体感受到威胁时的一种紧张的、不愉快的情绪状态，表现为紧张、不安、急躁、失眠等，但无法说出明确的焦虑对象。常用的评估方法有以下 3 种：

1. 访谈与观察

询问、观察老年人有无焦虑的症状。

2. 心理测试

可用于老年人焦虑评估，使用较多的为汉密顿焦虑量表、状态—特质焦虑问卷。

3. 焦虑可视化标尺技术

请被评估者在可视化标尺相应位点上标明其焦虑程度。

（二）抑郁

抑郁是个体失去某种其重视或追求的东西时产生的情绪状态，其特征是情绪低落，甚至出现失眠、悲哀、自责、性欲减退等表现。常用的评估方法有以下 3 种：

1. 访谈与观察

通过询问、观察，综合判断老年人有无抑郁情绪存在。

2. 心理测试

可用于老年人抑郁评估的量表，其中流调中心用抑郁量表在社区人群健康调查中应用广泛，汉密顿抑郁量表、老年抑郁量表是临床上应用简便并且已被广泛接受的量表。

3. 可视化标尺技术

要求被评估者在可视化标尺相应位置标明其抑郁程度。

二、认知功能评估

认知是个体推测和判断客观事物的思维过程，通过个体的行为和语言表达出来，反映了个体的思维能力。认知功能的评估包括个体的感知觉、记忆、理解判断、思维能力、语言能力、注意力及定向力等方面。在已经确定的认知功能失常的筛选测试中，对老年人的测试最普及的是简易智力状态检查（mini-mental state examination，MMSE）和简易操作智力状态问卷（short portable mental status questionnaire，SPMSQ）。此外，一些较短的筛查表也被证实有效，主要包括：1 分钟回忆复述 3 个事项、画钟测试和简易认知功能测试等。

（二）简易操作智力状态问卷

适用于评定老年人认知状态的前后比较。

1. 问卷的结构与内容

问卷评估包括定向、短期记忆、长期记忆和注意力 4 个方面、10 项内容，如："今天是星期几？""今天是几号？""你在哪里出生？""你家的电话号码是多少？""你今年多少岁？""你的家庭住址？"以及由被测试者 20 减 3、再减 3、直至减完的计算。

2. 评定方法

评定时，向被试者直接询问，被试者回答或操作正确记"1"。

3. 结果解释

问卷满分 10 分，评估时需要结合被测试者的教育背景做出判断。错 2~3 项者，表示认知功能完整；错 3~4 项者，为轻度认知功能损害；错 5~7 项者，为中度认知功能损害；错 8~10 项者，为重度认知功能损害。受过初等教育的老年人允许错一项以上，受过高等教育的老年人只能错一项。

第四节　老年人社会健康评估

全面认识和衡量老年人的健康水平，除生理、心理功能外，还应评估其社会状况。社会状况评估应对老年人的社会健康状况和社会功能进行评定，具体包括角色功能、所处环境、文化背景、家庭状况等方面。

一、角色功能评估

对老年人角色功能的评估，其目的是明确被评估者对角色的感知、对承担的角色是否满意，有无角色适应不良，以便及时采取干预措施，避免角色功能障碍给老年人带来的生理和心理两方面的不良影响。老年人角色功能的评估，可以通过交谈、观察两种方法收集资料。评估的内容包括：

（一）角色的承担

1. 一般角色

了解老人过去的职业、离退休年份和现在的工作状况，有助于防范由于退休所带来的不良影响，也可以确定目前的角色是否适应。评估角色的承担情况，可询问：最近一星期内做了什么事情，哪些事情占去了大部分时间，对他而言什么事情是重要的、什么事情很困难等。

2. 家庭角色

老年人离开工作岗位后，家庭成了主要的生活场所，并且大部分家庭有了第三代，老年人由父母的地位上升到祖父母的位置，家庭角色增加，常常担当起照料第三代的任务；老年期又是丧偶的主要阶段，若老伴去世，则要失去一些角色。另外，性生活的评估，了解老人的夫妻角色功能，有助于判断老人社会角色及家庭角色形态。评估时要求护士持非评判、尊重事实的态度，询问老人过去以及现在的情况。

3. 社会角色

社会关系形态的评估，可提供有关自我概念和社会支持资源的信息。收集老人每日活动的资料，对其社会关系形态进行分析评价，如果被评估者对每日活动不能明确表述，提示社会角色的缺失或是不能融合到社会活动中去。不明确的反应，也可提示是否有认知或其他精神障碍。

（二）角色的认知

询问老人对自己角色的感知和别人对其所承担的角色的期望，老年期对其生活方式、人际关系方面的影响。同时，还应询问别人对其角色期望是否认同。

（三）角色的适应

询问老人对自己承担的角色是否满意以及与自己的角色期望是否相符，观察有无角色适应不良的身心行为反应，如头痛、头晕、疲乏、睡眠障碍、焦虑、抑郁、忽略自己和疾病等。

二、环境评估

老年人的健康与其生存的环境存在联系，如果环境因素的变化超过了老年人体的调节范围和适应能力，就会引起疾病。环境评估需要关注老年人家庭环境的安全性及其是否能够充足地获得需要的私人和医疗服务。

（一）物理环境

物理环境是指一切存在于机体外环境的物理因素的总和。由于人口老龄化的出现、"空巢"家庭的日益增多，大量老年人面临着独立居住生活的问题。居住环境是老年人的生活场所，是学习、社交、娱乐、休息的地方，评估时应了解其生活环境/社区中的特殊资源及其对目前生活环境的特殊要求，其中居家安全环境因素是评估的重点，通过家访可以获得这方面的资料。

（二）社会环境

社会环境包括经济、文化、教育、法律、制度、生活方式、社会关系、社会支持等诸多方面。这些因素与人的健康有密切关系，本节着重于经济状况、生活方式、社会关系和社会支持的评估。

1. 经济状况

在社会环境因素中，对老年人的健康以及病人角色适应影响最大的是经济。这是由于老年人因退休、固定收入减少、给予经济支持的配偶去世所带来的经济困难，可导致失去家庭、社会地位或生活的独立性。护士可通过询问以下问题了解经济状况：①经济来源有哪些，单位工资福利如何，对收入低的老人，要询问收入是否足够支付食品、生活用品和部分医疗费用；②家庭经济状况：有无经济困难，是否有失业、待业人员；③医疗费用的支付形式。

2. 生活方式

通过交谈或直接观察，评估饮食、睡眠、排泄、活动、娱乐等方面的习惯以及有无吸烟、酗酒等不良嗜好。若有不良生活方式，应进一步了解对老人带来的影响。

3. 社会关系与社会支持

评估老人是否有支持性的社会关系网络，如家庭关系是否稳定、家庭成员是否相互尊重，与邻里之间相处是否和谐，家庭成员向老人提供帮助的能力以及对老人的态度，可联系的专业人员以及可获得的支持性服务等。

三、文化评估

文化评估的目的是了解老年人的文化差异，为制定符合老年人文化背景的个体化的护理措施提供依据。老年人文化评估的主要内容包括价值观、信念和信仰、习俗等，这些因素与健康密切相关，决定着人们对健康、疾病、老化和死亡的看法及信念。老年人的文化评估同成年人。应该注意的是，老年住院病人容易发生文化休克，应结合观察进行询问；如果老人独居，应详细询问是否有亲近的朋友、亲属。

四、家庭评估

家庭评估的目的是了解老年人家庭对其健康的影响，以便制定有益于老年人疾病恢复和健康促进的护理措施。家庭评估的内容主要包括家庭成员基本资料、家庭类型与结构、家庭成员的关系、家庭功能与资源以及家庭压力等方面。

第二章　老年人的保健与养老照顾

随着人口老龄化速度的加快及面对我国庞大的老年人口数量，建立和完善老年保健组织和养老照顾体系及养老机构，为老年人提供满意的医疗保健服务和养老照顾，是当前我国社会十分重要的任务。

第一节　概　述

老年人随着年龄的增长，健康状况逐渐衰退，做好老年保健工作，促进健康老龄化，尤其是对老年重点保健人群，延长生活自理的年限，提高生活质量具有重要意义。

一、老年保健的概念

世界卫生组织（WHO）老年卫生规划项目认为，老年保健是指在平等享用卫生资源的基础上，充分利用现有的人力、物力，以维护和促进老年人健康为目的，发展老年保健事业，使老年人得到基本的医疗、护理．康复、保健等服务。

老年保健事业是以维持和促进老年人健康为目的，为老年人提供疾病的预防、治疗、功能锻炼等综合性服务，促进老年保健和老年福利事业的发展。

二、老年保健的重点人群

（一）高龄老人

高龄老年群体中 60%～70% 有慢性疾病，常有多种疾病并存。随着年龄增长，老年人的健康状况不断下降，同时心理健康状况也令人担忧。因此，高龄老年人对医疗、护理、健康保健等方面的需求加大。

（二）、独居老人

随着社会的发展和人口老龄化、高龄化及我国推行计划生育政策所带来的家庭结构变化和子女数的减少，家庭已趋于小型化，只有老年人组成的家庭比例逐渐增高。特别是我国农村，青年人外出打工的人数越来越多，导致老年人单独生活的现象比城市更加严重。独居老人很难外出看病，对医疗保健的社区服务需求量增加。因此，帮助老人购置生活必需品，定期巡诊、送医送药上门，提供健康咨询和开展社区老年保健服务具有重要意义。

（三）丧偶老人

丧偶老人随年龄增高而增加，丧偶对老年人的生活影响很大，所带来的心理问题也非常严重。丧偶使多年的夫妻生活，所形成的互相关爱、互相支持的平衡状态突然被打破，使夫妻中的一方失去了关爱和照顾，常会使丧偶老人感到生活无望、乏味，甚至积郁成疾。据世界卫生组织报告，丧偶老人的孤独感和心理问题发生率均高于有配偶者，这种情况严重影响了老年人的健康，尤其是近期丧偶者，常导致疾病发生或原有疾病的复发。

（四）患病的老年人

老年人患病后，身体状况差，生活自理能力下降，需要全面系统的治疗，因而加重了老年人的经济负担。为缓解经济压力，部分老年人会自行购药、服药，易导致延误诊断和治疗。因此，应做好老年人健康检查、健康教育、保健咨询，配合医生治疗，促进老年人的康复。

（五）新近出院的老年人

近期出院的老年人因身体未完全康复，常需要继续治疗，如遇到影响康复等不利因素，疾病易复发甚至恶化导致死亡。因此，社区医疗保健人员，应定期随访，根据老年病人的身体情况，及时调整治疗方案，提供健康指导等。

（六）精神障碍的老年人

老年人中的精神障碍者主要是痴呆老人，包括血管性痴呆和老年性痴呆。随着老年人口和高龄老人的增多，痴呆老人也会增加。痴呆使老年人生活失去规律，严重时生活不能自理，常伴有营养障碍，从而加重原有的躯体疾病。因此，痴呆老年人需要的医疗和护理服务明显高于其他人群，应引起全社会的重视。

三、老年保健人群对医疗保健的服务需求

（一）对医疗服务的需求

老龄化对健康的影响极其显著，老年人对医疗服务需求显著增加。一方面，老人由于生理功能衰退和机体抵抗力下降，患病率和发病率增高，导致对医疗服务需求的显著增加；另一方面，老年人慢性疾病的患病率增加，通常是总人口的2~3倍，这使老人的医疗服务需求比一般人群明显增高。

（二）对保健服务和福利设施的需求

老年人对保健服务和福利设施需求增加。社会福利服务与卫生保健服务是密切相关的。首先，老年人由于老化、疾病和伤残而妨碍了正常社会交往，降低了活动或独立生活能力。其次，经济收入减少，参与社会活动的机会减少，可能导致情感空虚，出现孤独感、多余感。另外，由于身体状况的变化会对住房和环境产生新的需要。因此，老人们希望社会福利能尽力填补由于社会和经济发展造成的差距，使自己在家庭、社团或其他环境中有所作为，自我实现，尽快从困境中解脱出来。多年来，对老年问题采取的解决方法有：①个人或家庭有责任照顾老年人，国家有法律法规对老年人进行保护，并提供有限的资金和服务；②民政部门有责任对无家庭抚养的老年人进行照顾；

③老年人照顾组织由国家支持；④国家和社区应当参与组织老年人的福利服务，加大社区养老月服务的设施建设，加快老年活动场所和便利化设施建设，加快推进无障碍设施建设，加强住宅的适应性改建等福利设施建设。

（三）高龄老人对生活照顾的需求

由于年龄增高而引起的退行性疾病容易导致活动受限甚至残疾，生活不能自理，对生活照顾的需求增加。有关调查结果显示：自身活动受限、生活不能自理的高龄老人或需要帮助的老人占老年人的 3.9% ~ 8.4%。高龄引起退行性疾患及精神疾患增加，使老年痴呆、早老性痴呆的发病率增高，当病情发展到一定阶段，生活多不能自理，照顾的需求增加，难度增大，已引起人们的广泛重视。老龄事业发展规划也强调：加强居家养老服务，为老年人提供必要的生活照料，满足老年人，特别是高龄老人的生活照料、精神慰藉等方面的需求。

第二节　老年保健的基本原则、任务和策略

一、老年保健的基本原则

老年保健原则是开展老年保健工作的行动准则，为老年保健工作提供指导。

（一）全面性原则

老年人健康包括身体、心理和社会 3 方面的健康，故老年保健也应该是多维度、多层次的。全面性原则包括：①老年人的躯体、心理及社会适应能力和生活质量等方面的问题；②疾病和功能障碍的治疗、预防、康复及健康促进。因此，建立统一的、全面的老年保健计划是非常有益的。许多国家已经把保健服务和计划纳入不同的保健组织机构中，保健机构与社会服务统一

协调，更好地适应老年人的健康需求。

20 年来，发达国家更加重视以支持家庭护理为特色的家庭保健计划项目，执行项目的医护人员或其他服务人员可以为居家老人提供诊疗、护理、康复指导及心理咨询等一系列支持性服务，受到老年人的欢迎。

（二）区域化原则

老年保健的区域化原则是指为了使老年人能方便、快捷地获得保健服务，服务提供者能更有效地组织保健服务，提供以社区为基础的老年保健。重点是针对老年人独特的需要，确保在要求的时间、地点，为真正需要服务的老年人提供社会援助。为此，保健服务机构的医师、护士、社会工作者、健康教育者、保健计划设计者等应接受老年学和老年医学方面的训练，能够为所服务区域的老年人进行疾病的早期预防、早期发现和早期治疗，并能进行营养、意外事故、安全和环境问题及精神障碍的识别。

（三）费用分担原则

由于日益增长的老年保健需求和紧缺的财政支持，老年保健的费用应采取多渠道筹集社会保障基金的办法，即政府承担一部分、保险公司的保险金补偿一部分、老年人自付一部分。这种"费用分担"的原则越来越为大多数人所接受。

（四）功能分化原则

老年保健的功能分化是随着老年保健的需求增加，在对老年保健的多层次性有充分认识的基础上，对老年保健的各个层面有足够的重视，在老年保健的计划、组织和实施及评价方面有所体现。由于老年人的疾病有其特征和特殊的发展规律，再如老年人可能会存在特殊的生理、心理和社会问题，因此，不仅要有从事老年医学研究的医护人员，还应当有精神病学家、心理学家和社会工作者参与老年保健，在老年保健的人力配备上也显示明确的功能分化原则。

二、联合国老年政策原则

（一）独立性原则

（1）老年人应通过收入、家庭和社会支持以及自助，享有足够的衣、食、住、行和保健。

（2）老年人应有继续工作的机会或其他收入的机会。

（3）老年人应参与决定退出劳动力队伍的时间和方式。

（4）老年人应有机会获得适宜的教育和培训。

（5）老年人应生活在安全且适合个人选择及适应能力变化的环境中。

（6）老年人应尽可能长期在家居住。

（二）参与性原则

（1）老年人应保持融入社会，积极参与制定、实施与其健康直接相关的政策和措施，并与年轻人分享他们的知识和技能。

（2）老年人应寻找和创造为社区服务的机会，在适合他们兴趣和能力的位置做志愿服务者。

（3）老年人应建立自己的协会或组织。

（三）保健与照顾原则

（1）老年人应享有与其社会文化背景相适应的家庭及社区照顾和保护。

（2）老年人应享有卫生保健护理服务，以维持或重新获得最佳的生理、心理与情绪健康水平，预防或推迟疾病的发生。

（3）老年人应享有社会和法律服务，以提高自主能力，并得到更好的照顾和保护。

（4）老年人应利用适宜的服务机构，获得政府提供的保障、康复、心理和社会性服务及精神支持。

（5）老年人居住在任何住所，均应享受人权和基本自由，包括充分尊重他们的尊严、信仰、利益、需求、隐私，以及对其自身保健和生活质量的决定权。

（四）自我实现或自我成就原则

（1）老年人应追求充分发展他们潜力的机会。

（2）老年人应享受社会中的教育、文化、精神和娱乐资源。

（五）尊严性原则

（1）老年人生活应有尊严和保障，避免受到剥削和身心虐待。

（2）所有老年人都应被公正对待，并尊重他们对社会的贡献。

三、老年保健的任务

开展老年保健工作的目的是运用老年医学知识开展老年病的防治工作，加强老年病的监测，控制慢性病和伤残的发生；开展健康教育，指导老年人日常生活和健身锻炼，提高健康意识和自我保健能力，延长健康期望寿命，提高生活质量，为老年人提供满意的医疗保健服务。

基于上述的老年保健任务，应实现老年医疗服务和养老服务的无缝衔接，社区卫生服务中心、老年医疗服务机构和综合医院的老年病科，与社区托老所进行合作，实现老年人在养老机构和医疗机构之间享受医疗、健康保健等服务，需要依赖完善的医疗保健服务体系，充分利用社会资源，做好老年保健工作。

（一）医院的保健服务

目前各三级综合医院、专科医院和老年院等都可提供老年病急性期的医疗服务。医院内医护人员应掌握老年病人的临床特征，运用老年医学和护理知识配合医师有针对性地做好住院老年病人的治疗、护理和健康教育工作。

（二）养老服务机构的保健服务

介于医院和社区家庭中间的老年服务保健机构，有老年人疗养院、日间老年护理站、养（敬）老院、老年公寓等。这些老年服务机构的老年保健护理，可以增进老年人对所面临健康问题的了解和调节能力，指导老年人每日按时服药、康复训练，帮助老年人满足生活需要。

（三）社区卫生服务中心的保健服务

社区卫生服务中心是老年医疗保健和护理的重要工作场所，是方便老年人医疗服务的主要形式。可以降低社会的医疗负担，有利于满足老年人不脱离社区和家庭环境的心理需求，并能解决老年人基本的医疗、护理、健康保健、康复服务等需求。

四、老年保健的策略与措施

由于文化背景和各国社会经济条件的差异，不同国家老年保健制度和体系也不尽相同。我国在现有的经济和法律基础上，建立符合我国国情的老年保健制度和体系是老年保健事业的关键，也关系到我国经济发展和社会稳定，需要引起高度重视，并将总体部署和具体措施紧密结合。

（一）老年保健策略

总体战略部署：构建完善的多渠道、多层次、全方位的，即包括政府、社区、家庭和个人共同参与的老年保障体系，进一步形成老年人口寿命延长、生活质量提高、代际关系和谐、社会保障有力的健康老龄化社会的老年服务保健网络。根据老年保健目标，针对老年人的特点和权益，可将我国的老年保健策略归纳为6个"有所"，即"老有所医""老有所养""老有所乐""老有所学""老有所为""老有所教"。

1. 老有所医——老年人的医疗保健

大多数老年人的健康状况随着年龄的增长而下降，健康问题和疾病逐渐增多。可以说"老有所医"关系到老年人的生活质量。

要改善老年人口的医疗状况，就必须首先解决好医疗保障问题。通过深化医疗保健制度的改革，逐步实现社会化的医疗保险，运用立法的手段和国家、集体、个人合理分担的原则，将大多数的公民纳入这一体系当中，才能改变目前支付医疗费用的被动局面，真正实现"老有所医"。

2. 老有所养——老年人的生活保障

家庭养老仍然是我国老年人养老的主要方式，但是由于家庭养老功能的逐渐弱化，养老必然由家庭转向社会，特别是社会福利保健机构。建立完善的社区老年服务设施和机构，增加养老资金的投入，确保老年人的基本生活和服务保障，将成为老年人安度幸福晚年的重要方面。

3. 老有所乐——老年人的文化生活

老年人在离开劳动生产岗位之前，奉献了自己的一生，因此有权继续享受生活的乐趣。国家、集体和社区都有责任为老年人的"所乐"提供条件，积极引导老年人正确和科学地参与社会文化活动，提高身心健康水平和文化修养。"老有所乐"的内容十分广泛，如社区内可建立老年活动站，开展琴棋书画、阅读欣赏、体育文娱活动，饲养鱼虫花草、组织观光旅游、参与社会活动等。

4. 老有所学和老有所为——老年人的发展与成就

老年人虽然在体力和精力上不如青年人和中年人，但老年人在人生岁月中积累了丰富的经验和广博的知识，是社会的宝贵财富。因此，老年人仍然存在着一个继续发展的问题。"老有所学"和"老有所为"是两个彼此相关的不同问题，随着社会的发展，老年人的健康水平逐步提高，这两个问题也就越加显得重要。

（二）老年保健措施

老年保健包括自我保健和由健康保健人员等提供的心理健康保健、营养保健、运动保健、睡眠保健等方面的内容和措施。

1. 自我保健

自我保健是指人们为保护自身健康所采取的一些综合性的保健措施。

2. 老年自我保健

是指健康或罹患某些疾病的老年人，利用自己所掌握的医学知识、科学的养生保健方法和简单易行的治疗、护理和康复手段，依靠自己、家庭或周围的资源进行自我观察、诊断、预防、治疗和护理等活动。通过不断地调适和恢复生理和心理的平衡，逐步养成良好的生活习惯，建立适合自身健康状况的保健方法，达到促进健康，预防疾病，提高生活质量，推迟衰老和延年益寿的目标。

自我保健活动应包括两部分：①个体不断获得自我保健知识，并形成机体内在的自我保健机制；②利用学习和掌握的保健知识，根据自己的健康保健需求自觉地、主动地进行自我保健活动。具体措施包括：

（1）自我观察：是通过"看""听""嗅""摸"等方法观察身体的健康状况，及时发现异常或危险信号，做到疾病的早期发现和早期治疗。自我观察内容包括：观察与生命活动有关的重要生理指标；观察疼痛的部位和特征；观察身体结构和功能的变化等。通过自我观察，掌握自身的健康状况，及时寻求医疗保健服务。

（2）自我预防：建立健康的生活方式，养成良好的生活、饮食、卫生习惯，坚持适度运动，调整和保持最佳的心理状态是预防疾病的重要措施。

（3）自我治疗：指老年人对慢性疾病的自我治疗，如患有心肺疾病的老年人可在家中用氧气袋、小氧气瓶等氧疗，糖尿病病人自己皮下注射胰岛素，常见慢性疾病的自我服药等。

（4）自我护理：增强生活自理能力，运用护理知识进行自我照料、自我调节、自我参与及自我保护等护理活动。

第三章　老年人的心理卫生与精神护理

进入老年期，各种生理功能逐渐衰退，并常常面临社会角色的改变、疾病、丧偶等生活事件，老年人必须努力面对和适应这些事件。如果适应不良，常可导致一些心理问题，甚至出现严重的精神障碍，损害老年人的健康，降低生命质量。随着老龄化和高龄化的快速发展，老年人的心理精神卫生必须受到高度关注，以促进健康老龄化。

第一节　老年人的心理卫生

大量研究表明，老年期的心理伴随生理功能的减退而出现老化，使某些心理功能或心理功能的某些方面出现下降、衰退，而另一些心理功能或心理功能的某些方面仍趋于稳定，甚至产生新的适应代偿功能，从而使老年人从整体上能适应良好。然而，有很多因素可能影响老年人的心理，致使部分老年人出现一些心理问题。针对老年人常见的心理问题，需采取有的放矢的措施以维护和促进老年人的心理健康。

一、老年人的心理特点及影响因素

（一）老年人的心理特点

老年人的心理变化是指心理能力和心理特征的改变，包括感知觉、智力和人格特征等。老年人的心理变化特点主要表现在以下几方面。

1. 感知觉的变化

随着老化，老年人的感觉器官逐渐衰退，出现老花眼、听力下降、味觉减退等，这些都会给老年人的生活和社交活动带来诸多不便。例如，由于听力下降，容易误听、误解他人的意思，出现敏感、猜疑甚至有心因性偏执观念。知觉一般尚能保持，只是易发生定向力障碍，影响其对时间、地点、人物的辨别。

2. 记忆的变化

神经递质乙酰胆碱影响着人的学习记忆，老年人可能是由于中枢胆碱能递质系统的功能减退，导致记忆能力减退。老年人记忆变化特点为：有意记忆为主，无意记忆为辅；近事容易遗忘，而远事记忆尚好；再认能力可，回忆能力相对较差，有命名性遗忘；机械记忆不如年轻人，在规定时间内速度记忆衰退，但理解性记忆、逻辑性记忆常不逊色。记忆与人的生理因素、健康精神状况、记忆的训练、社会环境等相关。

3. 智力的变化

智力分为流体智力和晶体智力两大类。流体智力是指获得新观念、洞察复杂关系的能力，如知觉速度、机械记忆、识别图形关系等，主要与人的神经系统的生理结构和功能有关。晶体智力指对词汇、常识等的理解能力，与后天的知识、文化和经验的积累有关。随着年龄增长，老年人的流体智力呈逐渐下降的趋势，高龄后下降明显；而晶体智力则保持相对稳定，随着后天的学习和经验积累，有的甚至还有所提高，到高龄后才缓慢下降。大量研究证实，智力与年龄、受教育程度、自理能力等有密切关系。

4. 思维的变化

思维是人类认知过程的最高形式，是更为复杂的心理过程，但由于老年人记忆力的减退，无论在概念形成、解决问题的思维过程，还是创造性思维和逻辑推理方面都受到影响，而且个体差异较大。

5. 人格的变化

人到了老年期，人格（即人的特性或个性，包括性格、兴趣、爱好、倾向性、价值观、才能和特长等）也逐渐发生相应改变，如由于记忆减退，说话重复唠叨，再三叮嘱，总怕别人和自己一样忘事；学习新事物的能力降低、机会减少，故多根据老经验办事，保守、固执、刻板，因把握不住现状而易产生怀旧和发牢骚等；对健康和经济的过分关注与担心易产生不安与焦虑。

6. 情感与意志的变化

老年人的情感和意志因社会地位、生活环境、文化素质的不同而存在较大差异。老化过程中情感活动是相对稳定的，即使有变化也是生活条件、社会地位变化所造成的，并非年龄本身所决定。

（二）老年人心理变化的影响因素

1. 各种生理功能减退

随着年龄的增加，各种生理功能减退，出现老化现象，如神经组织，尤其是脑细胞逐渐发生萎缩并减少，神经递质功能减退，导致精神活动减弱，反应迟钝，记忆力减退，尤其表现在近期记忆方面。视力及听力也逐渐减退，感知觉随之降低。

2. 社会地位的变化

由于社会地位的改变，可使一些老年人发生种种心理上的变化，如孤独感、自卑、抑郁、烦躁等。

3. 家庭人际关系

离退休后，老年人主要活动场所由工作单位转为家庭。家庭成员之间的关系，对老年人影响很大，如子女对老人的态度、代沟产生的矛盾、相互间的沟通理解程度等，对老年人的心理也会产生影响。

4. 营养状况

为维持人体组织与细胞的正常生理活动，老年人需要足够的营养，如蛋白质、糖、脂肪、水、盐类、微量元素、维生素等都是必需的营养物质。当营养不足时，尤其是神经组织及细胞缺乏营养时，常可出现精神不振、乏力、记忆力减退、对外界事物不感兴趣，甚至发生抑郁及其他精神神经症状。

5. 体力或脑力过劳

体力及脑力过劳均会使记忆减退、精神不振、乏力、思想不易集中，甚至产生错觉、幻觉等异常心理。

6. 睡眠障碍

研究表明，绝大多数老年人存在入睡困难、觉醒次数多与早醒等睡眠问题，严重者导致睡眠障碍，容易引起注意力不能集中、记忆下降、烦躁、焦虑、易怒、抑郁，甚至引发心理障碍和精神疾病。

7. 疾病

有些疾病会影响老年人的心理状态，如脑动脉硬化，导致脑组织供血不足，脑功能减退，促使记忆力减退加重，晚期甚至会发生老年期痴呆等。脑卒中等可使老年人卧床不起，生活不能自理，以致产生悲观、孤独等心理状态。因此，应积极防治各种疾病，以使老年人保持良好的心状。

(三) 老年人心理发展的主要矛盾

1. 角色转变与社会适应的矛盾

角色适应问题是老年人离退休伴随的矛盾。离休、退休本身是一种正常的角色变迁，但不同职业群体的人，对离退休的心理感受是不同的。

据对北京市离退休干部和退休工人的对比调查，工人退休前后的心理感受变化不大。他们退休后摆脱了沉重的体力劳动，有更充裕的时间料理家务、消遣娱乐和结交朋友，并且有足够的退休金和公费医疗，所以内心比较满足，情绪较为稳定，社会适应良好。

但离退休干部的情况则不同，这些老干部在离退休之前，有较高的社会地位和广泛的社会联系，其生活的重心是机关和事业，离休、退休以后，从昔日紧张有序的工作中突然松弛下来，生活的重心变成了家庭琐事，广泛的社会联系骤然减少，并因无所事事的现状与他们强烈的社会责任感发生冲突而使他们感到很不习惯、很不适应。

2. 老有所为与身心衰老的矛盾

具有较高价值观念和理想追求的老年人，通常在离退休之后，都不甘于清闲。他们渴望在有生之年，能够再为社会多做一些工作，退而不休、老有所为。然而，很多年高志不减的老年人，身心健康状况并不理想。他们有的机体衰老严重，有的身患多种疾病，有的感知、记忆、思维等心理能力衰退明显。以上情况使得这些老年人在志向与衰老之间形成了矛盾，有的人还为此而陷入深深的苦恼和焦虑之中。

3. 老有所养与经济保障不充分的矛盾

根据国外的一些研究，缺乏独立的经济来源或可靠的经济保障，是老年人心理困扰的重要原因。一般来说，由于缺乏经济收入，社会地位不高，因而使得这类老年人容易产生自卑心理。他们的心情也比较郁闷，处事小心，易于伤感。如果受到子女的歧视或抱怨，自尊心很强、性格倔强的老年人，常常会滋生一死了之的念头。所以，老有所养与经济保障不充分的矛盾，既是社会矛盾，也是社会心理矛盾。

4. 安享天伦之乐与空巢家庭的矛盾

家庭是老年人生活的主要场所，是其情感和精神的重要寄托。但目前家庭结构小型化、城市化进程加快以及传统家庭观念的改变都造成了空巢老年人数量的快速增长，使老年人过去那种儿孙绕膝、享受天伦之乐的观念受到严重冲击，导致老年人深感孤独、寂寞，有的还发生抑郁自杀。

5. 安度晚年与生活变故的矛盾

老年人都希望平平安安、幸福美满地度过晚年，并且大多数老年人都希望健康长寿，但这种美好愿望与实际生活中的意外打击、重大变故，往往形成强烈的对比和深刻的矛盾。当老人突然遇到丧偶的打击，若是缺乏足够的社会支持，会很快垮掉，甚至导致早亡。除丧偶之外，夫妻争吵、亲友亡故、婆媳不和、突患重病等生活事件，对老年人的心灵打击也十分严重。

二、老年人常见的心理问题与护理

（一）焦虑

焦虑是一种很普遍的现象，几乎人人都有过焦虑的体验。适度的焦虑有益于个体更好地适应变化，有利于个体通过自我调节保持身心平衡等。但持久过度的焦虑则会严重影响个体的身心健康。

1. 原因

造成老年人焦虑的可能原因为：①体弱多病，行动不便，力不从心；②疑病性神经症；③各种应激事件，如离退休、丧偶、丧子、经济窘迫、家庭关系不和、搬迁、社会治安以及日常生活常规的打乱等；④某些疾病如抑郁症、老年失智症、甲状腺功能亢进、低血糖、直立性低血压等，以及某些药物副作用，如抗胆碱能药物、咖啡因、β-阻滞药、皮质类固醇、麻黄碱等均可引起焦虑反应。

2. 表现

焦虑包括指向未来的害怕不安和痛苦的内心体验、精神运动性不安以及伴有自主神经功能失调表现3方面症状，分急性焦虑和慢性焦虑两类。

急性焦虑主要表现为惊恐发作。老年人发作时突然感到不明原因的惊慌、紧张不安、心烦意乱、坐卧不安、失眠，或激动、哭泣，常伴有潮热、大汗、口渴、心悸、气促、脉搏加快、血压升高、尿频尿急等躯体症状。严重时，可以出现阵发性气喘、胸闷，甚至有濒死感，并产生妄想和幻觉。急性焦虑发作一般持续几分钟到几小时，之后症状缓解或消失。

慢性焦虑表现为持续性精神紧张。慢性焦虑老年人表现为经常提心吊胆，有不安的预感，平时比较敏感，处于高度的警觉状态，容易激怒，生活中稍有不如意就心烦意乱，易与他人发生冲突，注意力不集中，健忘等。

持久过度的焦虑可严重损害老年人的身心健康，加速衰老，增加失控感，损害自信心，并可诱发高血压、冠心病。急性焦虑发作可导致脑卒中、心肌梗死、青光眼高压性头痛失明，以及跌伤等意外发生。

3. 预防与护理

必须积极防治护理老年人的过度焦虑。

（1）评估焦虑程度：可用汉密顿焦虑量表和焦虑状态特质问卷对老人的焦虑程度进行评定。

（2）针对原因处理：指导和帮助老年人及其家属认识分析焦虑的原因和表现，正确对待离退休问题，想法解决家庭经济困难，积极治疗原发疾病，尽量避免使用或慎用可引起焦虑症状的药物。

（3）指导老年人保持良好心态：学会自我疏导和自我放松，建立规律的活动与睡眠习惯。

（4）子女理解尊重：帮助老人的子女学会谦让和尊重老人，理解老人的焦虑心理，鼓励和倾听老人的内心宣泄，真正从心理精神上去关心体贴老人。

（5）重度焦虑用药治疗：重度焦虑应遵医嘱使用抗焦虑药物如地西泮、利眠宁等进行治疗。

（二）抑郁

抑郁，和焦虑一样，是一种极其复杂、正常人也经常以温和方式体验到的情绪状态，只是作为病理性情绪，抑郁症状持续的时间较长，并可使心理功能下降或社会功能受损。抑郁程度和持续时间不一，当抑郁持续两周以上，表现符合《精神障碍诊断与统计手册》第 5 版（DSM-Ⅴ）的诊断标准则为重性抑郁障碍或抑郁症。

抑郁高发年龄大部分在 50~60 岁之间。抑郁症是老年期最常见的功能性精神障碍之一，抑郁情绪在老年人中更常见。老年人的自杀通常与抑郁障碍有关。

1. 原因

导致老年人抑郁的可能原因主要有：①增龄引起的生理、心理功能退化；②慢性疾病如高血压病、冠心病、糖尿病及癌症等与躯体功能障碍和因病致残导致自理能力下降或丧失；③较多的应激事件，如离退休、丧偶、失独、经济窘迫、家庭关系不和等；④低血压症；⑤孤独；⑥消极的认知应对方式等。

2. 表现

抑郁症状主要包括情绪低落、思维迟缓和行为活动减少 3 个主要方面。老年人抑郁表现特点为大多数以躯体症状作为主要表现形式，心境低落表现不太明显，称为隐匿性抑郁；或以疑病症状较突出、可出现"假性痴呆"等；严重抑郁症老人的自杀行为很常见，也较坚决，如疏于防范，自杀成功率也较高。

3. 预防与护理

老年抑郁的防护原则是：减轻抑郁症状，减少复发，提高生活质量，促进健康状况，降低医疗费用和死亡率。主要措施包括严防自杀、避免促发因素、采用认知心理治疗、药物治疗、药物无效或不能耐受者和有自杀企图的需采用电休克治疗。

（三）孤独

孤独是一种心灵的隔膜，是一种被疏远、被抛弃和不被他人接纳的情绪体验。

孤独感在老年人中常见。我国上海一项调查发现，60~70 岁的人中有孤独感的占 1/3 左右，80 岁以上者占 60% 左右。在排除其他原因的情况下，那些孤独老人的死亡率和癌症发病率比正常人高出两倍。因此，解除老年人孤独感是不容忽视的社会问题。

1. 原因

导致老年人孤独的可能原因为：①离退休后远离社会生活；②无子女或因子女独立成家后成为空巢家庭；③体弱多病，行动不便，降低了与亲朋来往的频率；④性格孤僻；⑤丧偶。

2. 表现

孤独寂寞、社会活动减少会使老年人产生伤感、抑郁情绪，精神萎靡不振，常偷偷哭泣，顾影自怜，如体弱多病，行动不便时，上述消极感会明显加重，久之，机体免疫功能降低，容易导致躯体疾病。孤独也会使老年人选择更多的不良生活方式，如吸烟、酗酒、不爱活动等，不良的生活方式与心脑血管疾病、糖尿病等慢性疾病的发生和发展密切相关。有的老年人会因孤独而转化为抑郁症，有自杀倾向。

3. 预防与护理

（1）社会予以关注和支持：对离开工作岗位而尚有工作能力和学习要求的老年人，各级政府和社会要为他们创造工作和学习的机会。社区应经常组织适合于老年人的各种文体活动，如广场交谊舞、打腰鼓、书画剪纸比赛等，鼓励老年人积极参加；对于卧病在床、行动不便的老人，社区应派专干定期上门探望。

（2）子女注重精神赡养：子女必须从内心深处诚恳地关心父母，充分认识到空巢老人在心理上可能遭遇的危机，和父母住同一城镇的子女，与父母房子的距离最好不要太远；身在异地的子女，除了托人照顾父母，更要注重对父母的精神赡养，尽量常回家看望老人，或经常通过电话等与父母进行感情和思想的交流。丧偶的老年人独自生活，易感到寂寞，子女照顾也非长久，别人代替不了老伴的照顾，如果有合适的对象，子女应该支持老年人的求偶需求。

（3）老年人需要再社会化：老年人应参与社会，积极而适量地参加各种力所能及的有益于社会和家人的活动，在活动中扩大社会交往，做到老有所为，既可消除孤独与寂寞，更从心理上获得生活价值感的满足，增添生活乐趣，也可以通过参加老年大学的学习以消除孤独，培养广泛的兴趣爱好，挖掘潜力，增强幸福感和生存的价值。

（四）自卑

自卑即自我评价偏低，就是自己瞧不起自己，它是一种消极的情感体验。当人的自尊需要得不到满足，又不能恰如其分、实事求是地分析自己时，就容易产生自卑心理。

1. 原因

老年人产生自卑的原因有：①老化引起的生活能力下降；②疾病引起的部分或全部生活自理能力和适应环境的能力的丧失；③离退休后，角色转换障碍；④家庭矛盾。

2. 表现

一个人形成自卑心理后，往往从怀疑自己的能力到不能表现自己的能力，从而怯于与人交往到孤独地自我封闭。本来经过努力可以达到的目标，也会认为"我不行"而放弃追求。他们看不到人生的光华和希望，领略不到生活的乐趣，也不敢去憧憬那美好的明天。

3. 预防与护理

应为老年人创造良好、健康的社会心理环境，尊老敬老；鼓励老年人参与社会，做力所能及的事情，挖掘潜能，得到一些自我实现，增加生活的价值感和自尊；对生活完全不能自理的老人，应注意保护，在不影响健康的前提下，尊重他们原来的生活习惯，使老年人尊重的需要得到满足。

（五）离退休综合征

离退休综合征是指老年人由于离退休后不能适应新的社会角色、生活环境和生活方式的变化而出现焦虑、抑郁、悲哀、恐惧等消极情绪，或因此产生偏离常态行为的一种适应性的心理障碍，这种心理障碍往往还会引发其他生理疾病，影响身体健康。

离退休综合征经过心理疏导或自我心理调适大部分在一年内可以恢复常态，个别需较长时间才能适应，少数患者可能转化为严重的抑郁症，也有的并发其他身心疾病，极大地危害了老年人健康。

1. 原因

离退休综合征产生的原因包括：①离退休前缺乏足够的心理准备；②离退休前后生活境遇反差过大，如社会角色、生活内容、家庭关系等的变化；③适应能力差或个性缺陷；④社会支持缺乏；⑤失去价值感。

研究表明，离退休综合征与个性特征、个人爱好、人际关系、职业性质和性别有关。事业心强、好胜而善辩、拘谨而偏激、固执的人离退休综合征发病率较高；无心理准备突然退下来的人发病率高且症状偏重；平时活动范围小、兴趣爱好少的人容易发病；离退休前为领导干部者比工人发病率高；男性比女性适应慢，发病率较女性高。

2. 表现

离退休综合征是一种复杂的心理异常反应，主要体现在情绪和行为方面，具体表现为坐卧不安，行为重复或无所适从，有时还会出现强迫性定向行走；注意力不能集中，做事常出错；性格变化明显，容易急躁和发脾气，多疑，对现实不满，常常怀旧，可存有偏见。大多数当事者有失眠、多梦、心悸、阵发性全身燥热等症状。心理障碍的特征可归纳为无力感、无用感、无助感和无望感。

3. 预防与护理

可采取以下措施进行预防与护理：

（1）正确看待离退休：老年人到了一定的年龄，由于职业功能的下降，退休是一个自然的、正常的、不可避免的过程。

（2）做好离退休心理行为准备：快到离退休年龄时，老年人可适当地减少工作量，多与已离退休人员交流，主动及早地寻找精神依托；退休前积极做好各种准备，如经济上的收支、生活上的安排，若能安排退休后即做一次探亲访友或旅游有利于老年人的心理平衡。培养一至几种爱好，根据自己的体力、精力及爱好，安排好自己的活动时间，或预计一份轻松的工作，使自己退而不闲。

（3）避免因退休而产生的消极不良情绪：老年人离开工作岗位，常常有"人走茶凉"的感觉，由此而造成心理上的失落、孤独和焦虑。老年人应该勇于面对诸如此类的消极因素，不妨顺其自然，不予计较。对涉及个人利益的事，尽可能宽容。刚刚退休下来，不妨多与亲朋好友来往，将自己心中的郁闷、苦恼通过交谈等方式进行宣泄，及时消除和转化不良情绪，求得心理上的平衡和舒畅。

（4）营造良好环境：要为老年人营造坦然面对离退休的良好环境。家人要热情温馨地接纳老年人，尽量多陪伴老年人；单位要经常联络、关心离退休的老年人，发挥离退休党支部桥梁作用，有计划组织离退休人员学习、外出参观，从而减少心理问题。

（5）建立良好的社会支持系统：作为老年人退休后的第二活动场所，社区要及时建立离退休老年人的档案，并组织各种有益于老年人身心健康的活动，包括娱乐、学习、体育活动，或老有所为的公益活动，如帮助照顾那些因父母工作繁忙而得不到照顾的孩子、陪伴空巢老人等等，让老年人感到老有所用、老有所乐。此外，还要为社区中可能患有离退休综合征或其他疾病或经济困难的老年人提供特殊帮助。

（六）空巢综合征

"空巢家庭"是指家中无子女或子女成人后相继分离出去，只剩下老年人独自生活的家庭。生活在空巢家庭中的空巢老人常由于人际疏远、缺乏精神慰藉而产生被疏离、舍弃的感觉，出现孤独、空虚、寂寞、伤感、精神萎靡、情绪低落等一系列心理失调症状，称为空巢综合征。

据统计，目前我国空巢老人数达到了老年人口的一半。2010 年公布的一项调查发现，中国城市老年空巢家庭已达到 49.7%，农村老年空巢家庭也达到了 38.3%，而在北京、上海、广州等大城市中，这个比率已经超过了 2/3。2020 年以后，中华人民共和国成立后生育高峰中出生的、绝大部分为独生子女的父母一代已步入老年，因"空巢"而引发的老年人身心健康问题将更加突出，必须引起高度重视。

1. 原因

产生空巢综合征的原因，一是对离退休后的生活变化不适应，从工作岗位上退下来后感到冷清、寂寞；二是对子女情感依赖性强，有"养儿防老"的传统思想，到了老年正需要儿女做依靠的时候，儿女却不在身边，不由得心头涌起孤苦伶仃、自卑、自怜等消极情感；三是本身性格方面的缺陷，对生活兴趣索然，缺乏独立自主、振奋精神、重新设计晚年美好生活的信心和勇气。

2. 表现

空巢综合征主要表现如下：

（1）精神空虚，无所事事：子女离家之后，父母原来多年形成的紧张有规律的生活被打破，突然转入松散的、无规律的生活状态，他们无法很快适应，进而出现情绪不稳、烦躁不安、消沉抑郁等。

（2）孤独、悲观、社会交往少：长期的孤独使空巢老人情感和心理上失去支柱，对自己存在的价值表示怀疑，陷入无趣、无欲、无望、无助状态，甚至出现自杀的想法和行为。

（3）躯体化症状：受"空巢"应激影响产生的不良情绪可导致一系列的躯体症状和疾病，如失眠、早醒、睡眠质量差、头痛、食欲不振、心慌气短、消化不良、高血压、冠心病、消化性溃疡等。

3. 预防与护理

为避免空巢综合征的侵袭，可采取以下措施：

（1）未雨绸缪，正视"空巢"：随着人们寿命的延长，人口的流动性和竞争压力的增加，年轻人自发地选择离开家庭应对竞争，从前那种"父母在，不远游"的思想已经不再适用于今天的社会。做父母的要做好充分的思想准备，计划好子女离家后的生活方式，有效防止"空巢"带来的家庭情感危机。

（2）夫妻扶持，相惜相携：夫妻之间可通过重温恋爱时和婚后生活中的温馨时刻，感受、珍惜对方能与自己风雨同舟、一路相伴，促进夫妻恩爱；并培养一种以上共同的兴趣爱好，一同参与文娱活动或公益活动，建立新的生活规律，相互给予更多的关心、体贴和安慰，增添新的生活乐趣。

（3）回归社会，安享悠闲：患空巢综合征的老人一般与社会接触少，因此面对"空巢"时茫然无助，精神无所寄托。治疗空巢综合征的良药就是走出家门，体味生活乐趣。许多老年人通过爬山、跳舞、下棋或其他文娱活动结识了朋友，体会到老年生活的乐趣。

（4）对症下药，心病医心：较严重的空巢综合征会存在严重的心境低落、失眠，有多种躯体化症状。有自杀念头和行为者，应及时寻求心理或精神科医生的帮助，接受规范的心理或药物治疗。

（5）子女关心，精神赡养：子女要了解老年人容易产生不良情绪，常与父母进行感情和思想交流。子女与老人居住距离不要太远，最好是"一碗汤距离"，即以送过去一碗汤而不会凉为标准；在异地工作的子女，除了托人照顾父母，更要"常回家看看"，注重父母的精神赡养。

（6）政策扶持，社会合力：随着我国老龄化程度的加剧以及独生子女越来越多，只靠子女来照料老人，几乎是不可能的，需要政府提供社会性的服务。政府应在全社会加强尊老爱幼、维护老年人合法权益的社会主义道德教育，深入贯彻《中华人民共和国老年人权益保障法》，提供有效权益支持，切实维护空巢老年人合法权益；依托社区，组织开展兴趣活动，或组织人员或义工定期电话联系或上门看望空巢老人，转移排遣空巢老年人的孤独寂寞情绪。并建立家庭扶助制度，制定针对空巢困难老年人的特殊救助制度，把帮扶救助重点放在空巢老年人中的独居、高龄、女性、农村老年人等弱势群体上。可借助国外养老经验，培养专门的服务人员"养老天使"，便于老人在家中生活自理不便时"天使"来到家中为老人服务。这种"养老天使"经验在天津部分地区已有试点，效果不错。

三、老年人心理健康的维护与促进

（一）老年人的心理健康

1. 心理健康的定义

第三届国际心理卫生大会将心理健康定义为："所谓心理健康，是指在身体、智能以及情感上与他人的心理健康不相矛盾的范围内，将个人心境发展成最佳状态。"基于以上定义，心理健康包括两层含义：一是与绝大多数人相比，其心理功能正常，无心理疾病；二是能积极调节自己的心理状态，顺应环境，建设性地发展完善自我，充分发挥自己的能力，过有效率的生活。也就是说，心理健康不仅意味着没有心理疾病，还意味着个人的良好适应和充分发展。

2. 老年人心理健康的标准

国内外尚没有统一的心理健康的标准。

我国著名的老年心理学专家许淑莲教授把老年人心理健康概括为 5 条：①热爱生活和工作；②心情舒畅，精神愉快；③情绪稳定，适应能力强；④性格开朗，通情达理；⑤人际关系适应强。

国外专家则针对老年人心理健康订出了 10 条参考标准：①有充分的安全感；②充分了解自己，并能对自己的能力做出恰当的估计；③有切合实际的目标和理想；④与现实环境保持接触；⑤能保持个性的完整与和谐；⑥具有从经验中学习的能力；⑦能保持良好的人际关系；⑧能适度地表达与控制自己的情绪；⑨在不违背集体意识的前提下有限度地发挥自己的才能与兴趣爱好；⑩在不违反社会道德规范的情况下，能适当满足个人的基本需要。

综合国内外心理学专家对老年人心理健康标准的研究，结合我国老年人的实际情况，老年人心理健康的标准可从以下 6 个方面进行界定。

（1）认知正常：认知正常是人正常生活的最基本的心理条件，是心理健康的首要标准。老年人认知正常体现在：感觉、知觉正常，判断事物基本准确，不发生错觉；记忆清晰，不发生大的遗忘；思路清楚，不出现逻辑混乱；在平时生活中，有比较丰富的想象力，并善于用想象力为自己设计一个愉快的奋斗目标；具有一般的生活能力。

（2）情绪健康：情绪是人对客观事物的态度体验，是人的需要是否得到满足的反映。愉快而稳定的情绪是情绪健康的重要标志。能否对自己的能力做出客观正确的判断，能否正确评价客观事物，对自身的情绪有很大的影响。如过高地估计自己的能力，勉强去做超过自己能力的事情，常常会得不到想象中的预期结果，而使自己的精神遭受失败的打击；过低地估计自己的能力，自我评价过低，缺乏自信心，常常会产生抑郁情绪；只看到事物的消极面也会产生不愉快甚至抑郁情绪。心理健康的老年人能经常保持愉快、乐观、开朗而又稳定的情绪，并能适度宣泄不愉快的情绪，通过正确评价自身及客观事物而较快稳定情绪。

（3）关系融洽：人际关系的融洽与否，对人的心理健康影响较大。融洽和谐的人际关系表现为：乐于与人交往，能与家人保持情感上的融洽并得到家人发自内心的理解和尊重，又有知己的朋友；在交往中保持独立而完整的人格，有自知之明，不卑不亢；能客观评价他人，取人之长补己之短，宽以待人，友好相处；既乐于帮助他人，也乐于接受他人的帮助。

（4）环境适应：老年人能与外界环境保持接触，虽退休在家，却能不脱离社会。通过与他人的接触交流、电视广播网络等媒体了社会变革信息，并能坚持学习，从而锻炼记忆和思维能力，丰富精神生活，正确认识社会现状，及时调整自己的行为，使心理行为能顺应社会改革的进步趋势，更好地适应环境，适应新的生活方式。

（5）行为正常：能坚持正常的生活、工作、学习、娱乐等活动，其一切行为符合自己年龄特征及在各种场合的身份和角色。

（6）人格健全：人格健全主要表现为：①以积极进取的人生观为人格的核心，积极的情绪多于消极的情绪。②能够正确评价自己和外界事物，能够听取别人意见，不固执己见，能够控制自己的行为，办事盲目性和冲动性较少。③意志坚强，能经得起外界事物的强烈刺激：在悲痛时能找到发泄的方法，而不至于被悲痛所压倒；在欢乐时能有节制地欢欣鼓舞，而不是得意忘形和过分激动；遇到困难时，能沉着地运用自己的意志和经验去加以克服，而不是一味地唉声叹气或怨天尤人。④能力、兴趣、性格与气质等各个心理特征和谐而统一。

（二）老年人心理健康的维护与促进

1. 维护和增进心理健康的原则

（1）适应原则：心理健康强调人与环境能动地协调适应。环境包括自然环境和社会环境，环境中随时都有打破人与环境协调平衡的各种刺激，其中尤其是社会环境中的人际关系能否协调对心理健康有重要意义。人对环境的适应、协调，不仅仅是简单的顺应、妥协，而更主要的是积极、能动地对环境进行改造以适应个体的需要或改造自身以适应环境的需要。因而，需要积极主动地调节环境和自身，减少环境中的不良刺激，学会协调人际关系，发挥自己的潜能，以维护和促进心理健康。

（2）整体原则：每个个体都是一个身心统一的整体，身心相互影响。因此，通过积极的体育锻炼、卫生保健和培养良好的生活方式以增强体质和生理功能，将有助于促进心理健康。

（3）系统原则：人是一个开放系统，人无时无刻不与自然、社会文化、他人等相互影响、相互作用。如生活在家庭或群体之中的个体会影响家庭或群体，同时也受到家庭或群体的影响，个体心理健康的维护需要个体发挥积极主观能动性做出努力，也依赖于家庭或群体的心理健康水平，要促进个体的心理健康，创建良好的家庭或群体心理卫生氛围也很重要。所以，只有从自然、社会文化、人际关系等多方面、多角度、多层次考虑和解决问题，才能达到系统内外环境的协调与平衡。

（4）发展原则：人和环境都在不断变化和发展，人在不同年龄阶段、不同时期、不同身心状况下和不同或变化的环境中，其心理健康状况不是静止不变的，而是动态发展的，所以，要以发展的观点动态地把握和促进心理健康。

2. 维护和促进老年人心理健康的措施

（1）帮助老年人正确认识和评价衰老、健康和死亡。

①生老病死是自然规律：每个物种都有其生命周期，人也不例外。古往今来，没有人可以长生不老，也没有让人长生不老的药。如果总处于一种年龄增长、生命垂暮、死亡将至的心理状态，就会加速心理及生理的衰老；若能以轻松自如的平常心态接受生老病死，则可能延缓衰老。

②年老并不等于无为、无用：老年人阅历丰富、知识广博，很多老人为家庭、为社会继续发挥余热，实现其老有所为、老有所用的理想，获得心理的满足和平衡。

③树立正确的健康观：研究表明，老年人往往多病，并对自己的健康状况持消极评价，对疾病过分忧虑。不能实事求是地评价自己的健康状况，过度担心自己的疾病和不适，会导致神经性疑病症、焦虑、抑郁等心理精神问题，加重疾病和躯体不适，加速衰老，对健康十分不利；只有正确对待疾病，才能采取适当的求医行为，顽强地与疾病抗争，促进病情稳定和康复。正确

的老年健康观为：能保持生活自理，有社会功能，并最大限度地发挥自主性，但不需要没有疾病。

④树立正确的生死观：死亡是生命的一个自然结果，衰老与死亡相邻。当死亡的事实不可避免时，若不能泰然处之，就可能没有足够时间精力处理未尽心愿。只有树立正确的生死观，克服死亡的恐惧，才能以无畏的勇气面对将来生命的终结，也才能更好地珍惜生命，使生活更有意义和乐趣，提高生命质量。

(2) 做好离退休的心理调节：培养对生活的新兴趣，转移离退休后孤独、忧郁、失落的情绪，是避免患"离退休综合征"的重要措施。

(3) 鼓励老年人适当用脑：坚持适量的脑力劳动，使脑细胞不断接受信息刺激，对于延缓脑的衰老和脑功能的退化非常重要。研究表明，对老年人的视、听、嗅、味、触的器官进行适当的刺激，可增进其感、知觉功能，提高记忆力、智力等认知能力，减少老年期痴呆的发生。老年人应坚持学习，活到老学到老，通过书报、电视、网络等不断获得新知识。

(4) 妥善处理家庭关系：家庭是老年人晚年生活的主要场所。处好与家人的关系，尤其是处理好与两代或几代人的人际关系显得十分重要。因为家庭关系和睦，家庭成员互敬互爱则有利于老年人的健康长寿；相反，家庭不和，家庭成员之间关系恶劣，则对老年人的身心健康极其有害。

(5) 注重日常生活中的心理保健。

①培养广泛的兴趣爱好：对老年人而言，广泛的兴趣爱好不仅能开阔视野，扩大知识面，丰富生活，陶冶性情，充实他们的晚年生活，而且能有效地帮助他们摆脱失落、孤独、抑郁等不良情绪，促进生理及心理的健康。因此，老年人要根据自己的情况，有意识地培养一两项兴趣爱好，如书法、绘画、下棋、摄影、园艺、烹调、旅游、钓鱼等，用以调节情绪，充实精神，稳定生理节奏，让老年人的晚年生活充实而充满朝气。

②培养良好的生活习惯：饮食有节，起居有常，戒烟限酒，修饰外表，

装饰环境，多参与社会活动，增进人际交往，多与左邻右舍相互关心往来，有助于克服消极心理、振奋精神、怡然自得。

③坚持适量运动：坚持适量运动有益于老年人的身心健康。适量运动有助于改善老年人的体质，增强脏器功能，延缓细胞代谢和功能的老化，并增加老年人对生活的兴趣，减轻老年生活的孤独、抑郁和失落的情绪。老年人可根据自己的年龄、体质、兴趣、爱好及锻炼基础选择合适的运动项目，散步、慢跑、钓鱼、游泳、骑自行车、太极拳、气功等都是非常适合老年人的运动项目。老年人的体育锻炼，运动量要适度，时间不宜过长，且贵在坚持、循序渐进。

（6）营造良好的社会支持系统。

①进一步树立和发扬尊老敬老的社会风气：尊老敬老是中华民族的传统美德，也是我国老年人保持心理健康的良好社会心理环境。但随着社会的变革、人口老龄化的到来、家庭结构和年轻一代赡养压力的改变，敬老养老的社会风气正面临着新的挑战。在我国未富先老的国情下，应加强宣传教育，继续大力倡导养老敬老，促进健康老龄化，促进社会和谐稳定发展。

②尽快完善相关立法：现行的《中华人民共和国老年人权益保障法》在维护老年人权益中个别条款操作性还不够强，新法正在修订中，应加强老龄问题的科学研究，为完善立法提供依据，尽快完善相关法律，为增强老年人安全感、解除后顾之忧、安度晚年提供社会保障。

（7）心理咨询和心理治疗：常用的方法有心理疏导、暗示疗法、转移疗法、行为疗法和想象疗法等。

第二节　老年期常见精神障碍病人的护理

随着人口老龄化和高龄化的快速发展，老年人精神障碍的发病率日趋上升，而老年人精神障碍的临床表现往往不典型或明显不同于青年、中年人，其护理常有特殊性。老年人常见精神障碍包括神经症、心境障碍、老年失智症等，限于篇幅，此处就老年人中常见的、对老年人危害较大的老年期抑郁症和老年失智症病人的护理进行阐述。

一、老年期抑郁症病人的护理

老年期抑郁症泛指存在于老年期这一特定人群的重性抑郁障碍（major depressive disorder，MDD），包括原发性抑郁（含青年或成年期发病，老年期复发）和见于老年期的各种继发性抑郁。严格而狭义的老年期抑郁症是指首次发病于 60 岁以后，以持久（时间持续至少两周）的抑郁心境为主要临床相的一种精神障碍。老年期抑郁症的临床症状多样化，趋于不典型，其主要表现为情绪低落、焦虑、迟滞和躯体不适等，常以躯体不适的症状就诊，且不能归于躯体疾病和脑器质性病变。具有缓解和复发的倾向，缓解期间精神活动保持良好，一般不残留人格缺损，也无精神衰退指征，部分病例预后不良，可发展为难治性抑郁症。

（一）护理评估

1. 健康史

多数病人具有数月的躯体症状，如头痛、头昏、乏力，全身部位不确定性不适感，失眠、便秘等。有些病人患有慢性疾病，如高血压病、冠心病、糖尿病及癌症等，或有躯体功能障碍。另外，老年期抑郁症的发病与下列因素有关：

（1）遗传因素：早年发病的抑郁症病人，具有明显的遗传倾向。

（2）生化异常：增龄引起中枢神经递质改变如 5-羟色胺（5-HT）和去甲肾上腺素（NE）功能不足以及单胺氧化酶（MAO）活性升高，影响情绪的调节。

（3）神经—内分泌功能失调：下丘脑—垂体—肾上腺皮质轴功能失调导

致昼夜周期波动规律紊乱。

（4）心理社会因素：心理社会因素对抑郁症的发病有一定的影响。

2. 临床表现

老年抑郁症的临床症状群与中青年的相比有较大的临床变异，症状多样化，趋于不典型。老年抑郁症病人更易以躯体不适的症状就诊，而不是抑郁心境。具体表现如下：

（1）疑病性：病人常从一种不太严重的身体疾病开始，继而出现焦虑、不安、抑郁等情绪，由此反复去医院就诊，要求医生予以保证，如要求得不到满足则抑郁症状更加严重。疑病性抑郁症病人疑病内容常涉及消化系统症状，便秘、胃不适是此类病人最常见也是较早出现的症状之一。

（2）激越性：激越性抑郁症最常见于老年人，表现为焦虑恐惧，终日担心自己和家庭将遭遇不幸，大祸临头，搓手顿足，坐卧不安，惶惶不可终日，夜晚失眠或反复追念着以往不愉快的事，责备自己做错了事导致家人和其他人的不幸，对不起亲人，对环境中的一切事物均无兴趣，可出现冲动性自杀行为。

（3）隐匿性：抑郁症的核心症状是心境低落，但老年抑郁症病人大多数以躯体症状作为主要表现形式，常见的躯体症状有睡眠障碍、头疼、疲乏无力、胃肠道不适、食欲下降、体重减轻、便秘、颈背部疼痛、心血管症状等，情绪低落不太明显，因此极易造成误诊。隐匿性抑郁症常见于老年人，以上症状往往查不出相应的阳性体征，服用抗抑郁药可缓解、消失。

（4）迟滞性：表现为行为阻滞，通常以随意运动缺乏和缓慢为特点，肢体活动减少，面部表情减少，思维迟缓、内容贫乏、言语阻滞。病人大部分时间处于缄默状态，行为迟缓，重则双目凝视，情感淡漠，对外界动向无动于衷。

（5）妄想性：大约有15%的病人抑郁比较严重，可以出现妄想或幻觉，看见或听见不存在的东西；认为自己犯下了不可饶恕的罪恶，听见有声音控诉自己的不良行为或谴责自己，让自己去死。由于缺乏安全感和无价值感，病人认为自己已被监视和迫害。这类妄想一般以老年人的心理状态为前提，与他们的生活环境和对生活的态度有关。

（6）自杀倾向：自杀是抑郁症最危险的症状。抑郁症病人由于情绪低落、悲观厌世，严重时很容易产生自杀念头，且由于病人思维逻辑基本正常，实施自杀的成功率也较高。据统计，抑郁症病人的自杀率比一般人群高 20 倍。自杀行为在老年期抑郁症病人中很常见，而且很坚决，部分病人可以在下定决心自杀之后，表现出镇定自若，不再有痛苦的表情，进行各种安排，如会见亲人等，寻求自杀的方法及时间，等等。因此，常由于病人所表现出的这种假象，而使亲人疏于防范，很容易使自杀成为无可挽回的事实。由于自杀是在疾病发展到一定的严重程度时才发生的，所以及早发现疾病，及早治疗，对抑郁症的病人非常重要。

（7）抑郁症性假性痴呆：抑郁症性假性痴呆常见于老年人，为可逆性认知功能障碍，经过抗抑郁治疗可以改善。

（8）季节性：有些老年人具有季节性情感障碍的特点。抑郁常于冬季发作，春季或夏季缓解。

3. 辅助检查

可采用标准化评定量表对抑郁的严重程度进行评估，如老年抑郁量表（GDS）、流调中心用抑郁量表（CES-D）、汉密顿抑郁量表（HAMD）、Zung 抑郁自评量表（SDS）、Beck 抑郁问卷（BDI），其中 GDS 较常用。CT、MRI 显示脑室扩大和皮质萎缩。

4. 心理-社会状况

老年期遭遇到的生活事件如退休、丧偶、独居、家庭纠纷、经济窘迫、躯体疾病等对老年抑郁症产生、发展的作用已被许多研究所证实。此外，具有神经质性格的人比较容易发生抑郁症。老年人的抑郁情绪还与消极的认知应对方式如自责、回避、幻想等有关，积极的认知应对有利于保持身心健康。

（二）常见护理诊断/问题

1. 应对无效

与不能满足角色期望、无力解决问题、认为自己丧失工作能力成为废人、社会参与改变、对将来丧失信心、使用心理防卫机制不恰当有关。

2. 无望感

与消极的认知态度有关。

3. 睡眠形态紊乱

与精神压力有关。

4. 有自杀的危险

与严重抑郁悲观情绪、自责自罪观念、有消极观念、自杀企图和无价值感有关。

（三）护理计划与实施

治疗护理的总体目标是：老年抑郁症病人能减轻抑郁症状，减少复发的危险，提高生活质量，促进身心健康状况，减少医疗费用和死亡率。治疗原则包括：采取个体化原则，及早治疗，一般为非住院治疗，但对有严重自杀企图或曾有自杀行为、或身体明显虚弱、或严重激越者须住院治疗，以药物治疗为主，配合心理治疗、电抽搐治疗。具体护理措施如下：

1. 日常生活护理

（1）保持合理的休息和睡眠：生活要有规律，鼓励病人白天参加各种娱乐活动和适当的体育锻炼，按摩安眠、神门、内关、三阴交等穴位促进睡眠；晚入睡前喝热饮、热水泡脚或洗热水澡，避免看过于兴奋、激动的电视节目或会客、谈病情。为病人创造舒适安静的入睡环境，确保病人充足睡眠。

（2）加强营养：饮食方面既要注意营养成分的摄取，又要保持食物的清淡。多吃高蛋白、富含维生素的食品，如牛奶、鸡蛋、瘦肉、豆制品、水果、蔬菜，少吃糖类、淀粉食物。

2. 用药护理

（1）密切观察药物疗效和可能出现的不良反应，及时向医生反映：目前临床上应用的抗抑郁药主要有：①三环类和四环类抗抑郁药。以多虑平、阿米替林、氯丙嗪、麦普替林、米安色林等为常用，这些药物应用时间较久，疗效肯定，但可出现口干、便秘、视线模糊、直立性低血压、嗜睡、心动过速、无力、头晕、心脏传导阻滞、皮疹、诱发癫痫等副作用，对老年患者不作首选药物。②选择性 5-羟色胺再摄取抑制剂（selective serotonin reuptake inhibitors，SSRI）。主要应用的有氟西汀、帕罗西汀、氟伏沙明、舍曲林、西酞普兰及艾司西酞普兰 6 种。常见副作用有头痛、影响睡眠、食欲不振、恶心等，症状轻微，多发生在服药初期，之后可消失，不影响治疗的进行。其中，艾司西酞普兰禁与非选择性、不可逆性单胺氧化酶抑制剂（MAOI）（包括雷米封）合用，以免引起如激越、震颤、肌阵挛和高热等 5-羟色胺综合征的危险；如果病人用药要由单胺氧化酶抑制剂改换成艾司西酞普兰则必须经 14 天的清洗期。③5-羟色胺和去甲肾上腺素再摄取抑制剂（serotonin-norepinephrine reuptake inhibitors，SNRIs）。目前所用的 SNRI 药物主要有文拉法辛、米那普仑、度洛西汀、左米那普仑等。SNRI 比使用更广泛但只能单独作用于 5-羟色胺的 SSRI 作用更多，是一种用来治疗重度抑郁症和其他精神障碍的抗抑郁药，主要用于对当前抗抑郁药治疗无效或不能耐受时。其中近年上市的左米那普仑安全性、耐受性较好，但对其过敏者、正在使用单胺氧化酶抑制剂的患者、尿路梗阻患者（如前列腺疾病患者）以及哺乳期妇女禁用。④单胺氧化酶抑制剂（Monoamine oxidase inhibitor，MAOIs）和其他新药物。因前者毒副作用大，后者临床应用时间不长，可供选用，但不作为一线药物。

（2）坚持服药：因抑郁症治疗用药时间长，有些药物有不良反应，病人往往对治疗信心不足或不愿治疗，可表现为拒药、藏药或随意增减药物。要耐心说服病人严格遵医嘱服药，不可随意增减药物，更不可因药物不良反应而中途停服。另外，由于老年抑郁症容易复发，因此强调长期服药，对于大多数病人应持续服药 2 年，而对于有数次复发的病人，服药时间应该更长。

3. 严防自杀

自杀观念与行为是抑郁病人最严重而危险的症状。病人往往事先计划周密，行动隐蔽，甚至伪装病情好转以逃避医务人员与家属的注意，并不惜采取各种手段与途径，以达到自杀的目的。

（1）识别自杀动向：应与病人建立良好的治疗性人际关系，在与病人的接触中，应能识别自杀动向，如在近期内曾经有过自我伤害或自杀未遂的行为，或焦虑不安、失眠、沉默少语，或抑郁的情绪突然"好转"，在危险处徘徊，拒餐、卧床不起等，给予心理上的支持，使他们振作起来，避免意外发生。

（2）环境布置：病人住处应光线明亮，空气流通、整洁舒适，墙壁以明快色彩为主，并挂上壁画，摆放适量的鲜花，以利于调动病人积极良好的情绪，焕发对生活的热爱。

（3）专人守护：对于有强烈自杀企图的病人要专人 24 小时看护，不离视线，必要时经解释后予以约束，以防意外。尤其夜间、凌晨、午间、节假日等人少的情况下，要特别注意防范。

（4）工具及药物管理：自杀多发生于一刹那间，凡能成为病人自伤的工具都应管理起来；妥善保管好药物，以免病人一次性大量吞服，造成急性药物中毒。

4. 心理护理

（1）阻断负向的思考：首先，抑郁病人常会不自觉地对自己或事情保持负向的看法，护理人员应该协助病人确认这些负向的想法并加以取代和减少。其次，可以帮助病人回顾自己的优点、长处、成就来增加正向的看法。此外，要协助病人检视其认知、逻辑与结论的正确性，修正不合实际的目标，协助病人完成某些建设性的工作和参与社交活动，减少病人的负向评价，并提供正向增强自尊的机会。

（2）鼓励病人抒发自己的想法：严重抑郁病人思维过程缓慢，思维减少，甚至有虚无罪恶妄想。在接触语言反应很少的病人时，应以耐心、缓慢以及非语言的方式表达对病人的关心与支持，通过这些活动逐渐引导病人注意外界，同时利用治疗性的沟通技巧，协助病人表述其看法。

（3）怀旧治疗：怀旧治疗是通过引导老年人回顾以往的生活，重新体验过去的生活片段，并给予新的诠释，协助老年人了解自我，减轻失落感，增加自尊及增进社会化的治疗过程。怀旧治疗作为一种心理社会治疗手段在国外已经被普遍应用于老年抑郁症、焦虑及老年性痴呆的干预，在我国也得到初步运用，其价值已经得到肯定。也有研究显示，怀旧功能存在个体差异，某些个体不适应怀旧治疗。

（4）学习新的应对技巧：为病人创造和利用各种个人或团体人际接触的机会，以协助病人改善处理问题、人际互动的方式、增强社交的技巧。并教会病人亲友识别和鼓励病人的适应性行为，忽视不适应行为，从而改变病人的应对方式。

5. 健康指导

（1）不脱离社会，培养兴趣：老年人要面对现实，合理安排生活，多与社会保持密切联系，常动脑，不间断学习；参加一定限度的力所能及的劳作；按照自己的志趣培养爱好，如种花、钓鱼、跳舞、书法、摄影、下棋、集邮等。

（2）鼓励子女与老年人同住：子女对于老年人，不仅要在生活上给予照顾，同时要在精神上给予关心，提倡精神赡养。和睦、温暖的家庭和社交圈，有助于预防和度过灰色的抑郁期。避免或减少住所的搬迁，以免老年人不易适应陌生环境而感到孤独。

（3）社会重视：社区和老年护理机构等应创造条件让老年人进行相互交往和参加一些集体活动，针对老年期抑郁症的预防和心理健康促进等开展讲座，有条件的地区可设立网络和电话热线进行心理健康教育和心理指导。

（四）护理评价

通过护理，病人能面对现实，认知上的偏差得以纠正，应对应激的能力得到提高，自信心和自我价值感增强，能重建和维持人际关系和社会生活，自杀念头或行为消除。

二、老年期痴呆病人的护理

老年期痴呆属于 DSM-V 中描述的重度神经认知障碍，是指发生在老年期由于大脑退行性病变、脑血管性病变、感染、外伤、肿瘤、营养代谢障碍等多种原因引起的，以认知功能缺损为主要临床表现的一组综合征。老年期痴呆主要包括阿尔茨海默病（Alzheimer disease，AD）、血管性痴呆（vascular dementia，VD）、混合性痴呆和其他类型痴呆，如额颞叶变性、路易体病、HIV 感染、帕金森病、酒精依赖、外伤等引起的痴呆。其中以 AD 和 VD 为主，占全部痴呆的 70%~80%。

AD 是一组病因未明的原发性退行性脑变性疾病。AD 起病可在老年前期，但老年期的发病率更高。在神经细胞之间形成大量以沉积的 β 淀粉样蛋白（β-amyloid，Aβ）为核心的老年斑（senile plaques，SP）和神经细胞内存在神经元纤维缠结（neuro fibrillary tangles，NFT）是 AD 最显著的组织病理学特征。

VD 是指由各种脑血管病导致脑循环障碍后引发的脑功能降低所致的失智。VD 大都在 70 岁以后发病，在男性、高血压和（或）糖尿病病人、吸烟过度者中较为多见。如能控制血压和血糖、戒烟等，一般能使进展性 VD 的发展有所减慢。

（一）护理评估

1. 健康史

（1）了解老年人有无脑外伤、心脑血管疾病、糖尿病、既往卒中史、吸烟等。

（2）评估老年人有无 AD 发病的可能因素：①遗传因素：早发家族性 AD（familial Alzheimer disease，FAD）与第 1、14、21 号染色体存在基因异常有关，65%～75% 散发 AD 及晚发 FAD 与第 19 号染色体 ApoEε4（载脂蛋白 ε4）基因有关；②神经递质乙酰胆碱减少，影响记忆和认知功能；③免疫系统功能障碍：老年斑中淀粉样蛋白原纤维中发现有免疫球蛋白存在；④慢性病毒感染；⑤高龄；⑥文化程度低等。

2. 临床表现

AD 和 VD 在临床上均有构成痴呆的记忆障碍和精神症状的表现，但二者又在多方面存在差异。

此外，VD 的临床表现除了构成痴呆的记忆障碍及精神症状外，还有脑损害的局灶性神经精神症状，如偏瘫、感觉丧失、视野缺损等，并且 VD 的这些临床表现与病损部位、大小及发作次数关系密切。

AD 则根据病情严重程度，一般分为 3 期：

第一期：轻度，遗忘期，早期：①首发症状为近期记忆减退；②语言能力下降，找不出合适的词汇表达思维内容甚至出现孤立性失语；③空间定向不良，易于迷路；④日常生活中高级活动，如做家务、管理钱等出现困难；⑤抽象思维和恰当判断能力受损；⑥情绪不稳，情感较幼稚或呈童样欣快，情绪易激惹，出现抑郁、偏执、急躁、缺乏耐心、易怒等；⑦人格改变，如主动性减少、活动减少、孤僻、自私、对周围环境兴趣减少、对人贬热情，敏感多疑。病程可持续 1～3 年。

第二期：中度，混乱期，中期：①完全不能学习和回忆新信息，远事记忆力受损但未完全丧失；②注意力不集中；③定向力进一步丧失，常去向不明或迷路，并出现失语、失用、失认、失写、失计算；④日常生活能力下降，出现日常生活中基本活动困难，如洗漱、梳头、进食、穿衣及大小便等需别人协助；⑤人格进一步改变，如兴趣更加狭窄，对人冷漠，甚至对亲人漠不关心，言语粗俗，无故打骂家人，缺乏羞耻感和伦理感，行为不顾社会规范，不修边幅，不知整洁，将他人之物据为己有，争吃抢喝类似孩童，随地大小便，甚至出现本能活动亢进，当众裸体，甚至发生违法行为；⑥行为紊乱，如精神恍惚，无目的性翻箱倒柜，爱藏废物，视作珍宝，怕被盗窃，无目的徘徊、出现攻击行为等，也有动作日渐少、端坐一隅、呆若木鸡者。本期是本病护理照管中最困难的时期，该期多在起病后的 2~10 年。

第三期：重度，晚期：①日常生活完全依赖，两便失禁；②智能趋于丧失；③无自主运动，缄默不语，成为植物人状态。常因吸入性肺炎、压疮、泌尿系感染等并发症而死亡。该期多在发病后的 8~12 年。

3. 辅助检查

影像学检查：对于 AD 病人，CT 或 MRI 显示有脑萎缩，且进行性加重；正电子发射体层摄影（PET）可测得大脑的葡萄糖利用和灌流在某些脑区（在疾病早期阶段的顶叶和颞叶，以及后期阶段的额前区皮层）有所降低。对 VD 病人，CT 或 MRI 检查发现有多发性脑梗死，或多发性腔隙性脑死，多位于丘脑及额颞叶，或有皮质下动脉硬化性脑病表现。

心理测验：MMSE、长谷川痴呆量表可用于筛查痴呆；韦氏记忆量表和临床记忆量表可测查记忆；韦氏成人智力量表可进行智力测查。国际痴呆研究小组最新研制的 10/66 诊断程序是一个不受教育程度影响、敏感度较高的诊断工具。

4. 心理-社会状况

（1）心理方面：老年期痴呆病人大多数时间限制在家里，常感到孤独、寂寞、羞愧、抑郁，甚至有自杀行为。

（2）社会方面：痴呆病人患病时间长、自理缺陷、人格障碍，需家人付出大量时间和精力进行照顾，常给家庭带来很大的烦恼，也给社会添加了负担，尤其是付出与效果不成正比时，有些家属会失去信心，甚至冷落、嫌弃老人。

（二）常见护理诊断/问题

1. 记忆功能障碍

与记忆进行性减退有关。

2. 自理缺陷

与认知行为障碍有关。

3. 睡眠形态紊乱

与白天活动减少有关。

4. 语言沟通障碍

与思维障碍有关。

5. 照顾者角色紧张

与老人病情严重和病程的不可预测及照顾者照料知识欠缺、身心疲惫有关。

（三）护理计划与实施

治疗护理的总体目标是：老年期痴呆病人能最大限度地保持记忆力和沟通能力，提高日常生活自理能力，减少问题行为，能较好地发挥残存功能，提高生活质量，家庭应对照顾能力提高。防治原则包括：重在预防，早期发现，早期诊治，积极治疗已知的血管病变和防止卒中危险因素。具体护理措施如下：

1. 日常生活护理

（1）老年期痴呆病人的日常生活护理及照料指导。

①穿着：a. 衣服按穿着的先后顺序叠放；b. 避免太多纽扣，以拉链取代纽扣，以弹性裤腰取代皮带；c. 选择不用系带的鞋子；d. 选用宽松的内裤，女性胸罩选用前扣式；e. 说服病人接受合适的衣着，不要与之争执，慢慢给予鼓励，例如告诉病人这条裙子很适合她，然后再告知穿着的步骤。

②进食：a. 定时进食，最好是与其他人一起进食；b. 如果病人不停地想吃东西，可以把用过的餐具放入洗涤盆，以提醒病人在不久前才进餐完毕；c. 病人如果偏食，注意是否有足够的营养；d. 允许病人用手拿取食物，进餐前协助清洁双手，亦可使用一些特别设计的碗筷，以减低病人使用的困难；e. 给病人逐一解释进食的步骤，并作示范，必要时予以喂食；f. 食物要简单、软滑，最好切成小块；g. 进食时，将固体和液体食物分开，以免病人不加咀嚼就把食物吞下而可能导致窒息；h. 义齿必须安装正确并每天清洗；⑨每天安排数次喝水时间，并注意水不可过热。

③睡眠：a. 睡觉前让病人先上洗手间，可避免半夜醒来；b. 根据病人以前的兴趣爱好，白天尽量安排病人进行一些兴趣活动，不要让病人在白天睡得过多；c. 给予病人轻声安慰，有助病人入睡；d. 如果病人以为是日间，切勿与之争执，可陪伴病人一段时间，再劝说病人入睡。

（2）自我照顾能力的训练：对于轻、中度痴呆病人，应尽可能给予自我照顾的机会，并进行生活技能训练，如鼓励病人洗漱、穿脱衣服、用餐、如厕等，以提高老人的自尊。应理解老人的动手困难，鼓励并赞扬其尽量自理的行为。

（3）病人完全不能自理时应专人护理：注意翻身和营养的补充，防止感染等并发症的发生。

2. 用药护理

目前治疗老年期痴呆的药物主要有两大类：一类为改善认知功能的药物，

包括胆碱能激动剂、促智药、钙拮抗剂、神经生长因子等；另一类药物可能防止或延缓病程的发展，主要有抗炎药、抗氧化剂、抗 βAP 药物等。另外，须积极治疗脑血管疾病以预防和缓解 VD 症状。照料老年失智症病人服药应注意以下几点：

（1）全程陪伴：失智老人常忘记吃药、吃错药，或忘了已经服过药又过量服用，所以老人服药时必须有人在旁陪伴，帮助病人将药全部服下，以免遗忘或错服。失智老人常不承认自己有病，或者因幻觉、多疑而认为给的是毒药，所以他们常常拒绝服药。需要耐心说服，向病人解释，可以将药研碎拌在饭中吃下。对拒绝服药的病人，一定要看着病人把药吃下，让病人张开嘴，观察是否咽下，防止病人在无人看管时将药吐掉。

（2）重症老人服药：吞咽困难的病人不宜吞服药片，最好研碎后溶于水中服用；昏迷的病人由胃管注入药物。

（3）观察不良反应：失智老人服药后常不能诉说不适，要细心观察病人有何不良反应，及时报告医生，调整给药方案。

（4）药品管理：对伴有抑郁症、幻觉和自杀倾向的失智老人，一定要把药品管理好，放到病人拿不到或找不到的地方。

3. 智能康复训练

（1）记忆训练：鼓励老人回忆过去的生活经历，帮助其认识目前生活中的人和事，以恢复记忆并减少错误判断；鼓励老人参加一些力所能及的社交活动，通过动作、语言、声音、图像等信息刺激，提高记忆力。对于记忆障碍严重者，通过编写日常生活活动安排表、制定作息计划、挂放日历等，帮助记忆。对容易忘记的事或经常出错的程序，设立提醒标志，以帮助记忆。

（2）智力锻炼：如进行拼图游戏，对一些图片、实物、单词做归纳和分类，进行由易到难的数字概念和计算能力训练等。

（3）理解和表达能力训练：在讲述一件简单事情后，提问让老人回答，或让其解释一些词语的含义。

（4）社会适应能力的训练：结合日常生活常识，训练老人自行解决日常生活中的问题。

4. 安全护理

（1）提供较为固定的生活环境：尽可能避免搬家，当病人要到一个新地方时，最好能有他人陪同，直至病人熟悉了新的环境和路途。

（2）佩戴标志：病人外出时最好有人陪同或佩戴写有联系人姓名和电话的卡片或手镯，以助于迷路时被人送回。

（3）防意外发生：老年失智症病人常可发生跌倒、烫伤、烧伤、误服、自伤或伤人等意外。应将老人的日常生活用品放在其看得见找得着的地方，减少室内物品位置的变动，地面防滑，以防跌伤骨折。病人洗澡、喝水时注意水温不能太高，热水瓶应放在不易碰撞之处，以防烫伤。不要让病人单独承担家务，以免发生煤气中毒、或因缺乏应急能力而导致烧伤、火灾等意外。有毒、有害物品应放入加锁的柜中，以免误服中毒。尽量减少病人的单独行动，锐器、利器应放在隐蔽处，以防痴呆老人因不愿给家人增加负担或在抑郁、幻觉或妄想的支配下发生自我伤害或伤人。

（4）正确处理病人的激越情绪：当病人不愿配合治疗护理时，不要强迫病人，可稍待片刻，等病人情绪稳定后再进行。当病人出现暴力行为时，不要以暴还暴，保持镇定，尝试引开病人的注意，找出导致暴力表现的原因，针对原因采取措施，防止类似事件再发生。如果暴力表现变频，与医生商量，给予药物控制。

5. 心理护理

（1）陪伴关心老人：鼓励家人多陪伴老人，给予老人各方面必要的帮助，多陪老人外出散步，或参加一些学习和力所能及的社会、家庭活动，使之去除孤独、寂寞感，感到家庭的温馨和生活的快乐。

（2）开导老人：多安慰、支持、鼓励老人，遇到病人情绪悲观时，应耐心询问原因，予以解释，播放一些轻松愉快的音乐以活跃情绪。

（3）维护老人的自尊：注意尊重老人的人格；对话时要和颜悦色，专心倾听，回答询问时语速要缓慢，使用简单、直接、形象的语言；多鼓励、赞赏、肯定病人在自理和适应方面做出的任何努力。切忌使用刺激性语言，避免使用呆傻、愚笨等词语。

（4）不嫌弃老人：要有足够的耐心，态度温和，周到体贴，不厌其烦，积极主动地去关心照顾老人，以实际行动关爱老人。

6. 照顾者的支持与指导

教会照顾者和家属自我放松方法，合理休息，寻求社会支持，适当利用家政服务机构、社区卫生服务机构、医院和专门机构的资源，组织有老年失智症病人的家庭进行相互交流，相互联系与支持。

7. 健康指导

（1）及早发现：大力开展科普宣传，普及有关老年期痴呆的预防知识和老年期痴呆前驱期症状即轻度认知障碍和记忆障碍知识。全社会参与防治痴呆，让公众掌握痴呆早期症状的识别。重视对老年期痴呆前驱期的及时发现，鼓励凡有记忆减退主诉的老人应及早就医，以利于及时发现介于正常老化和早期痴呆之间的轻度认知障碍（mild cognition impairment，MCI），对老年期痴呆做到真正意义上的早期诊断和干预。

（2）早期预防。

①老年期痴呆的预防要从中年开始做起。

②积极合理用脑，劳逸结合，保护大脑，保证充足睡眠，注意脑力活动多样化。

③培养广泛的兴趣爱好和开朗性格。

④培养良好的卫生饮食习惯，多吃富含锌、锰、硒、锗类的健脑食物，如海产品、贝壳类、鱼类、类、豆类、坚果类等，适当补充维生素 E，中医

的补肾食疗有助于增强记忆力。

⑤戒烟限酒。

⑥积极防治高血压、脑血管病、糖尿病等慢性病。

⑦按摩或灸任脉的神阙、气海、关元，督脉的命门、大椎、膏肓、肾俞、志室，胃经的足三里穴（双），均有补肾填精助阳、防止衰老和预防痴呆的效果，并且研究表明按摩太阳、神庭、百会、四神聪等穴位可有效提升认知功能或延缓认知功能的衰退。

⑧许多药物能引起中枢神经系统不良反应，包括精神错乱和倦怠，尽可能避免使用镇静剂。

（四）护理评价

经过预防、治疗和护理干预后，老人的认知能力有所提高或衰退有所延缓，并能最大限度地保持社交能力和日常生活自理能力，生活质量有所提高。

第四章　老年人的日常生活护理

老年期个体因老化而健康受损和患各种慢性疾病的风险增高，因此老年人日常生活护理应强调帮助老年人维持和恢复基本的生活能力，使其适应日常生活，或在健康状态下独立、方便地生活。

第一节　日常生活护理的注意事项

一、鼓励老年人充分发挥其自理能力

老年人由于老化或疾病导致无法独立完成日常生活活动时，需要他人提供部分协助或完全性护理。但部分老年人由于种种原因，往往会对护理人员产生过度依赖的心理，甚至有些老年人只是为了得到他人的关注和爱护而要求照顾。因此，在拟订护理计划前要对老年人进行全面评估，特别是要同时关注其丧失的功能和残存的功能；而在心理方面，则应全面了解其是否存在过度的依赖思想和心理问题如抑郁、孤独等。护理人员必须明确包揽一切的做法有害无益，应鼓励老年人最大限度地发挥残存功能的作用，尽可能使其基本的日常生活能够自理，同时提供一些针对性的精神心理支持。总之，既要满足老年人的生理需要，还要充分调动老年人的主动性，最大限度地发挥其残存功能，尽量让其作为一个独立自主的个体参与家庭和社会生活，满足其精神需要。

二、注意保护老年人的安全

（一）针对相关心理进行护理

有两种常见的心理可能会危及老年人的安全，一是不服老，二是不愿麻烦他人。尤其是日常生活中的小事，愿意自己动手。如有的老年人高估了自己的能力而独自上厕所，结果难以走回自己的房间甚至发生跌倒；有的老年人想自己倒水，但因没有足够力量控制好暖瓶而导致烫伤等。对此要进行有效的健康指导，使老年人正确了解并承认自身的健康状况和能力，对于有可能出现的危险因素多加提醒注意。护理人员则应熟悉老年人的生活规律和习惯，及时给予指导和帮助，并特别要注意给予充分的尊重，以尽量减少其因需要他人照顾而带来的无用感、无助感。

（二）针对常见安全问题进行护理

老化改变、疾病影响以及生活环境中的不安全因素，可严重威胁、老年人的健康甚至生命。老年人常见的安全问题有：跌倒、噎呛、坠床、服错药、交叉感染及用电安全等，护理人员应意识到其危险性并积极采取有效措施，保证老年人的安全。

1. 防坠床

经评估有坠床危险的老人入睡期间应有专人守护或定时巡视。睡眠中翻身幅度较大或身材高大的老年人，应在床旁有相应护挡；如果发现老年人睡近床边缘时，要及时护挡，必要时把老年人推向床中央，以防坠床摔伤；意识障碍的老年人应加床栏。

2. 防止交叉感染

老年人免疫功能低下，对疾病的抵抗力弱，应注意预防感染。特殊时期如流感暴发时，应注意不宜过多会客，必要时可谢绝会客。感染性疾病病人之间尽量避免互相走访，尤其有发热、咳嗽等感染症状的老年人更不应串门。

3. 注意用电安全

向老年人宣传安全用电知识，强调不要在电热器具旁放置易燃物品；及时检修、淘汰陈旧的电器；经常维护供电线路和安装漏电保护装置；在不使用和离开时应关闭电源和熄灭火源。在购置新型的电炊具和电热器具时，应评估老年人是否能正确掌握使用方法，以消除安全隐患。对记忆力明显减退的老年人，应尽量选择带有明显温度标志、控温功能或过热/超时断电保护或鸣叫提醒功能的电器，可减少因遗忘引发意外。

三、尊重老年人的个性和隐私

（一）尊重老年人的个性

个性是指每个人所具有的个别的生活行为和社会关系，以及与经历有关的自我意识。个体由于有着自己独特的社会经历和生活史，其思维方式和价值观也不尽相同。人们常能从自己的个性中发现自我价值。尤其是老年人有丰富的社会经验，为社会贡献了毕生精力，为家庭做了很大贡献，从生活经历而来的自我意识很强烈，如果受到侵害，其尊严将被损伤。对老年人个性的关怀，首先是尊重其本性，关怀其人格和尊严。

（二）尊重老年人的隐私

日常生活中部分生活行为需要在私密空间中开展，如：排泄、沐浴、性生活等。为保证老年人的隐私和舒适的生活，有必要为其提供适当的独立空间。但在现实生活中，由于老年人的身体状况、生活方式、价值观、经济情况等有个体差异，很难对此做出统一的规定。理想状况下老年人最好能有其单独的房间，且要与家人的卧室、厕所相连，以方便联系；窗帘最好为两层，薄的纱层既可通风透光又可保证私密性，而厚的则可遮住阳光以利于睡眠。但无论是家庭还是老年养护机构，很多都不能满足以上条件，此时可因地制宜地采取一些措施以保护老年人的隐私，如在必要时应用拉帘或屏风进行遮蔽。

第二节　环境的调整及安排

老年人的生活环境方面，要注意尽量去除妨碍生活行为的因素，或调整环境使其能补偿机体缺损的功能，促进独立生活能力的提高。

一、室内环境

要注意室内温度、湿度、采光、通风等方面，尽量让老人舒适的同时能保证其安全。老年人的体温调节能力降低，室温应以 22~24℃ 较为适宜；室内适宜的湿度则为 50%~60%；多数老年人视力下降，因此应注意室内的采光和照明，尤其要注意老年人的暗适应力低下，一定要保持适当的夜间照明，如可在走廊和厕所安装声控灯，或在不妨碍睡眠的前提下安装地灯等。老年人对色彩感觉的残留较强，故可将门涂上不同的颜色以帮助其识别不同的房间，也可在墙上用各种颜色画线以指示厨房、厕所等的方位；居室要经常通风以保证室内空气新鲜，特别是有些老年人因活动不便而在室内排便时，易导致房间内有异味。老年人可因嗅觉迟钝而对这些气味不敏感，或是害怕冷空气增加流感等疾病的发生率而拒绝打开门窗。此时照护人员应耐心做好宣教和解释，并注意及时迅速清理排泄物及被污染的衣物，在征得老年人同意的前提下打开门窗通风。

二、室内设备

老年人居室内的陈设应尽量简洁，一般有床、柜、桌、椅即可，且家具的转角处应尽量用弧形，以免碰伤老年人。家庭日常生活用品及炊具之类最好不在老年人居室内存放，以免发生磕碰、绊倒。

老年人理想的床应同时考虑高度、宽度、床垫硬度等多种因素，其中最重要的是高度。对卧床老年人进行各项护理活动时，较高的床较为合适，因其便于照护者进行各项操作。而对于一些能离床活动的老年人来说，床的高度应便于老人上下床及活动，其高度应使老年人膝关节与床成近直角、坐在床沿时两脚足底完全着地为宜，一般以从床褥上面至地面为 52~57cm 为宜（具体高度应根据老年人的身高、习惯、腿部力量等因素综合考虑），这也是老年人的座椅应选择的高度。如果条件允许，最好能够选择可抬高上身的或能调节高度的床，同时注意床上方应设有床头灯和呼唤铃，床的两边均应有活动的护栏以避免坠床。除此之外，为便于老年人上下床时维持身体的稳定与平衡，床边应设置扶手，其高度应能达到或略高于老年人站立时的手功能高度，一般为 72~80cm（具体高度应根据老年人的身高、习惯、臂部力量等因素综合考虑）。

有条件的情况下室内应有冷暖设备。夏季使用空调时应注意避免冷风直吹在身上及温度不宜太低，而冬季取暖设备的选择应慎重考虑其安全性：煤油炉或煤气炉对嗅觉降低的老年人来说有造成煤气中毒的危险，同时易造成空气污染和火灾；电暖炉使老年人的活动度降低；热水袋易引起烫伤；电热毯的长时间使用易引起脱水；暖气易造成室内空气干燥，可应用加湿器或放置水培植物以保持一定的湿度，并注意经常通风换气。

三、厕所、浴室与厨房

厨房、厕所与浴室是老年人使用频率较高而又容易发生意外的地方，因此其设计不仅要注意安全，还要考虑到不同老年人的需要。厨房地面应注意防滑，水池与操作台的高度应适合老年人的身高，煤气开关应尽可能便于操作，用按钮即可点燃者较好。

厕所应设在老年人卧室附近，且两者之间的地面应避免台阶或其他障碍物，有条件时两侧墙壁应设扶手以防跌倒。夜间应有适当的照明以看清便器的位置。老年人因腿部力量衰减而不宜使用蹲厕，坐便器的高度一般以 52~57cm 为宜（具体高度应根据老年人的身高、习惯、腿部力量等因素综合考虑)。同时坐便器两侧应设置扶手以帮助老人起、坐,以高于坐便器15~20cm为宜。考虑到老人站起时容易因血压波动而头晕失衡,可在便器前侧方安装竖直扶手。对于使用轮椅的老年人还应将厕所改造成适合其个体需要的样式。

老年人身体的平衡感下降,因此浴室周围应设有扶手,地面铺以防滑砖。如使用浴盆,应带有扶手或放置浴板,浴盆底部还应放置橡皮垫。对于不能站立的老年人也可用淋浴椅。沐浴时浴室温度应保持在24~26℃,并设有排风扇以便将蒸汽排出,免得湿度过高而影响老年人的呼吸。对于使用轮椅的老年人,洗脸池上方的镜子应适当向下倾斜以便于其自己洗漱。

第三节　沟　通

在照料老年人的过程中,应注意根据老人的特点选择有效的、可操作的沟通方式。

一、非语言沟通的技巧

非语言沟通对于因逐渐认知障碍而越来越无法顺利表达和理解谈话内容的老年人来说极其重要。在此过程中必须明确:老年人可能因其功能障碍而较为依赖非语言沟通,但并非意味着其心理认知状态也退回孩童阶段。所以,要避免不适宜的拍抚头部等让老年人感觉不适应和难以接受的动作;要尊重与了解老年人的个性和社会文化背景,以免影响沟通效果;注意观察老年人对何种沟通模式反应良好,并予以强化和多加运用。

（一）触摸

触摸可表达触摸者对老年人的关爱,而触摸他人或事物则可帮助老年人了解周围环境。然而,触摸并非万能,倘若使用不当,可能会增加躁动或触犯老年人的尊严等。因此在使用该沟通模式的过程中要掌握以下注意事项:

1. 尊重老年人的尊严与其社会文化背景

若必须进行的触摸会涉及老年人的隐私时，应事先得到其允许，且应注意不同社会文化背景下的触摸礼仪存在一定差异。

2. 渐进地开始触摸并持续观察其反应

例如，从单手握老年人的手到双手合握；进行社交会谈时，由 90～120cm 渐渐拉近彼此距离；在触摸过程中观察老年人面部表情和被触摸的部位是松弛（表示接受且舒适），或是紧绷（表示不舒适），身体姿势是退缩的向后靠，或者是接受的前倾，都可为下一步措施的选择提供依据。

3. 选择适宜的触摸位置

最易被接受的部位是手，其他适宜部位有手臂、背部与肩膀。头部则一般不宜触摸。

4. 事先确定老人知道触摸者的存在

部分老年人因为视、听力的渐进丧失，常容易被惊吓，所以应尽量选择从功能良好的那一边开始接触，绝不要突然从背后或暗侧给予触摸。

5. 注意保护老年人易脆破的皮肤

可适当涂抹乳液，尤其需避免使用拉扯等动作。

6. 老年人的触摸予以正确的反应

护理人员应学习适当地接受老年人用抚摸我们的头发、手臂或脸颊来表达谢意，而不要一味地以老年人为触摸对象。

（二）身体姿势

当言语无法准确交流时，可适时有效地运用身体姿势辅助表达。与听力下降的老年人沟通时，要面对老年人，利于其读唇，并加上缓和、明显的肢体动作来有效地辅助表达；对于使用轮椅代步的老年人，注意不要俯身或利用轮椅支撑身体来进行沟通，而应选择坐或蹲在旁边，并维持双方眼睛于同一水平线，以利于平等的交流与沟通。同样，若老年人无法用口头表达清楚时，可鼓励他们以身体语言来辅助表达，以利于双向沟通。日常生活中能有效强化沟通内容的身体姿势有：挥手问好或再见；伸手指出物品所在地、指认自己或他人；模仿和加大动作以表示日常功能活动，如洗手、刷牙、梳头、喝水、吃饭；手臂放在老年人肘下或让老年人的手轻勾治疗者的手肘，协助其察觉我们要他同行的方位；等等。

（三）倾听与眼神交流

耐心的倾听也非常重要，特别是有些老人听到自己的声音时有安全感，因此可能会喜欢一直说话。沟通过程中护理人员应保持脸部表情柔和，说话声音要略低沉平缓且适度热情，说话时倾身向前以表示对话题有兴趣，但是小心不要让老年人有身体领域被侵犯的不适，必要时可适当夸大面部表情以传达惊喜、欢乐、担心、关怀等情绪。另外，眼神的信息传递是脸部表情的精华所在，所以保持眼神的交流是非常重要的，尤其是认知障碍的老年人，往往因知觉缺损而对所处情境难以了解，因此需提供简要的线索和保持亲切、自然的眼神交流，必要时正面触摸老年人以吸引其注意力。

二、语言沟通的技巧

（一）面对面的语言沟通

口头沟通是外向的老年人抒发情感和维护社交互动的好途径，而书信沟通则更适合内向的老年人。随着年纪渐增以及社会活动的减少，不论老年人原先的人格特征如何，都可能变得比较退缩与内向而影响其语言表达能力，甚至可能会出现寂寞和沮丧。此时应提供足够的社交与自我表达的机会，适当予以启发和正向鼓励，但不管老年人是选择接受或拒绝参与都应予以尊重。尊重并接受老年人喜欢发问、表达重复的语言沟通特点，予以耐心柔和的应答。对于听力下降的老年人，沟通者必须注意自己声音要高但语调柔和。除此之外，还应尽可能选择老年人熟悉的方言，并酌情选用一些有年代特色的用语以激发老年人的兴趣。

（二）电话访问或视频通话

利用电话或网络可克服时空距离，有效观察老年人现况，甚至还可以进行咨询、心理疏导或给予诊断、治疗。理想状况下护理人员最好能与老年人建立习惯性的电话/视频联系，这样会使老年人觉得有与外界沟通的喜悦。

当电话、视频访问对象有听力障碍、失语症或定向力混乱时，需要特别的耐心并采用有效的方法。例如：语句简短、语速放慢、尽可能咬字清楚以及酌情重复；要求失语症的老年人以其特殊的语言确认听懂，譬如复述重要字句或敲打听筒、键盘以表示接收到信息；对于认知渐进障碍的老年人，应在开始沟通时，明确介绍访问者与老年人的关系以及此次电话访问的目的。为减少误解的发生，必要时还需以书信复述信息；另外，听力困难的老年人可鼓励安装扩音设备，其效果较助听器为佳。

（三）书面沟通

对于识字的老年人，结合书写方式进行沟通可发挥提醒的作用，也可提高老年人对健康教育的依从性。但在与老年人进行书面沟通中要注意以下几点：①应选择较大的字体，且注意文字颜色应与背景色对比度较高；②对关键的词句应加以强调和重点说明（如选用不同的字体、颜色等）；③用词浅显易懂，尽可能使用非专业术语；④运用简明的图表或图片来解释必要的过程；⑤合理运用小标签，如在小卡片上列出每日健康流程该做的事，并且贴于常见的地方以防记错或遗忘。

第四节　皮肤清洁与衣着卫生

经过长年的外界刺激，人体的皮肤逐渐老化，生理功能和抵抗力降低，发生各种不适甚至皮肤的机会逐渐增多。因此做好皮肤护理，保持皮肤清洁，保证衣着卫生，是老年人日常生活护理必不可少的内容。

一、皮肤清洁

（一）老年人皮肤的特点

老年人的面部皮肤出现皱纹、松弛和变薄，下眼睑出现所谓的"眼袋"。皮脂腺组织萎缩、功能减弱，导致皮肤变得干燥、粗糙。皮肤触觉、痛觉、温觉的浅感觉功能也减弱，表面的敏感性减低，对不良刺激的防御能力削弱，免疫系统的损害也往往伴随老化而来，以致皮肤抵抗力全面降低。

（二）老年人皮肤的一般护理

老年人在日常生活中应注意保持皮肤卫生，特别是皱褶部位如腋下、肛门、外阴等。适当沐浴可清除污垢、保持毛孔通畅，利于预防皮肤疾病。可根据自身习惯和地域特点选择合适的沐浴频率，一般北方可安排夏季每天1次、其余季节每周1~2次温水洗浴，而南方则可夏秋两季每天1次、冬春两季每周1~2次沐浴。或酌情安排，皮脂腺分泌旺盛、出汗较多的老年人，沐浴次数可适当增多；切记饱食或空腹均不宜沐浴，以免影响食物的消化吸收或引起低血糖、低血压等不适；合适的水温可促进皮肤的血液循环，但同时亦要注意避免烫伤和着凉，建议沐浴的室温调节在24~26℃，水温则以40℃左右为宜；沐浴时间以10~15分钟为宜，以免时间过长发生胸闷、晕厥等意外；洗浴时应注意避免碱性肥皂的刺激，而宜选择弱酸性的硼酸皂、羊脂香皂或沐浴液等，以保持皮肤pH值在5.5左右；沐浴用的毛巾应柔软，洗时轻擦，以防损伤角质层；可预防性地在晚间热水泡脚后用磨石板去除过厚的角化层，再涂护脚霜，避免足部的皲裂。而已有手足皲裂的老年人可在晚间沐浴后或热水泡手足后，涂上护手、护脚霜，再戴上棉质手套、袜子，穿戴一晚或一两个小时，可有效改善皲裂状况；需使用药效化妆品时，首先应观察老年人皮肤能否耐受、是否过敏。要以不产生过敏反应为前提，其次再考虑治疗效果。

老年人头发与头部皮肤的清洁卫生也很重要。老年人的头发多干枯、易脱落，做好头发的清洁和保养，可减少脱落、改善自我形象。应根据自身特点定期洗头，干性头发可每周清洗 1 次，油性头发则可每周清洗 2 次。有条件者可根据自身头皮性质选择合适的洗护用品。如皮脂分泌较多者可用温水及中性肥皂，头皮和头发干燥者则清洁次数不宜过多，应注意选用洗发水或含脂皂清洗，并可适当应用护发素、发膜等护发产品。另外，如果要进行染发必须注意染发剂的选择，尽量选择正规公司的产品，特别要注意对苯二胺（PPD）、醋酸铅、过氧化氢等化学成分的浓度不宜超过国际安全标准，以及使用前务必进行皮肤测试，以免出现过敏反应。

（三）老年人皮肤瘙痒及护理

全身瘙痒是老年人常见的主诉，是位于表皮、真皮之间结合部或毛囊周围游离神经末梢受到刺激所致，引起老年人搔抓后导致局部皮肤损伤，损伤后又可加重瘙痒，如此恶性循环，最终成为顽疾。老年人皮肤瘙痒的常见原因有：①局部皮肤病变：最常见是老年人的皮脂腺及汗腺分泌功能减退而引起的皮肤干燥，常见的加重诱因包括气温变化、毛衣刺激、过频洗澡、洗澡水过热等。除此之外皮肤瘙痒还可见于多数皮疹、重力性皮炎、急性剥脱性皮炎、银屑病、脂溢性皮炎以及皮肤感染等病症。②全身性疾病：慢性肾功能衰竭或减退的病人有 80%~90% 伴有瘙痒；肝胆疾病引起胆汁淤积时可在黄疸出现前或伴黄疸同时出现瘙痒；真性红细胞增多症、淋巴瘤、多发性骨髓瘤、巨球蛋白血症和缺铁性贫血等，在瘙痒的同时伴有血液系统的异常表现；甲状腺功能低下、糖尿病、某些恶性肿瘤及药物过敏均可引起全身瘙痒。③其他因素：如选用碱性洗涤剂洗澡或洗涤衣物，内衣过紧或为化纤等刺激类材质，辛辣、海鲜类食物，咖啡、浓茶等饮品，心理问题如焦虑、抑郁等。

针对老年人皮肤瘙痒，可提供以下护理措施：①一般护理：选择合适的洗澡频次；洗澡水不宜过热；忌用碱性肥皂；适当使用润肤用品，特别是干燥季节可于浴后涂擦润肤油，以使皮肤保持湿润；避免非棉织衣物直接接触皮肤；饮食宜清淡，特别是冬季应多吃养血润燥如莲藕、芝麻、花生、杏仁等食物，忌烟酒、浓茶及咖啡，少用辛辣刺激性食物；②对因处理：根据瘙痒的病因逐个检查筛排，并做出对因治疗；③对症处理：可使用低浓度类固醇霜剂涂擦患处，适当应用抗组胺类药物及温和的镇静剂亦可减轻瘙痒，防止皮肤继发性损害；④心理护理，找出可能的心理原因加以疏导，或针对瘙痒而引起的心理异常进行开导。

二、老年人的衣着卫生

由于老年人皮肤的特点，其衣着与健康的关系越来越受到关注。老年人的服装选择，首先必须考虑实用性，即是否有利于人体的健康及穿脱方便。

（一）衣服材质的选择

老年人体温中枢调节功能降低，尤其对寒冷的抵抗力和适应力降低，因此在寒冷时节要特别注意衣着的保暖功效，但应同时考虑不宜选用太重的材质以免影响老年人的活动。另外，还要考虑衣着布料对皮肤的刺激等方面的因素。有些衣料如毛织品、化纤织品，看起来轻松、柔软，但它们对皮肤有一定的刺激性，如果用来制作贴身穿着的内衣，就有可能引起瘙痒、红肿或疼痛等不适。尤其是化纤织物中有些成分很可能成为过敏原，一旦接触皮肤，容易引起过敏性皮炎。且这类织物带有静电，容易吸附空气中的灰尘而引起支气管哮喘。因此，在选料时要慎重考虑，尤其是内衣，应以纯棉织品为好。

（二）衣服款式的选择

衣服的容易穿脱对于老年人来说是非常重要的，即使是残障者，也要尽量鼓励和指导其参与衣服的穿脱过程，以尽可能最大限度地保持和发挥其残存功能。因此服装的设计上要注意便于穿脱，如拉链上应留有指环以便于拉动；上衣的设计应多以前开襟为主；减少纽扣的使用，尽量使用橡筋代替，或可选用魔术贴取代纽扣；如实在坚持使用纽扣，也要注意不宜过小，以方便老年人自行系扣。

此外，老年人衣服款式的选择还应考虑安全性。老年人的平衡感降低，应避免穿过长的裙子或裤子以免绊倒。做饭时的衣服应避免袖口过宽，否则易着火。衣服要合身，但不能过紧，更不要压迫胸部；同时也要注意关心老年人衣着的社会性，在尊重其原有生活习惯的基础上，注意衣服的款式和色彩要适合其个性、年龄以及社会活动需求。条件允许时鼓励老年人的服饰打扮可适当考虑流行时尚，如选择有朝气的色调、大方别致的款式以及饰物等。

（三）鞋子的选择

在鞋子的选择方面应注意：首先，应选择大小合适的鞋。如果鞋子太大，行走时会不跟脚而引起跌倒；如果过小，又可因压迫和摩擦造成皮肤破损，特别是患有糖尿病的老年人更应注意。其次，应注意避免鞋底太薄、太硬、太平。老年人脚部肌肉因老化而发生萎缩，如鞋底太薄、太硬，可在行走时硌得脚疼；而如鞋底太平，则无法为足弓提供足够的支撑，易使脚部产生疲劳感。因此应选择鞋底有一定厚度、后跟略有高度的鞋，以减轻足弓压力。最后，无论在室内还是室外，老年人均应选择有防滑功能的鞋，以免发生跌倒。

第五节　饮食与排泄

一、饮食与营养

饮食与营养是维持生命和健康的基本需要，同时在相对单调的老年生活中，饮食的制作和摄入过程还可带来精神上的满足和享受。因此，老年人的饮食与营养也是其日常生活护理中的一个重要领域。

（一）老年人的营养需求

1. 碳水化合物

碳水化合物供给能量应占总热能的 55%~65%。随着年龄增加、体力活动和代谢活动的逐步减低，人体对于热能的消耗也相应减少。一般来说，60 岁以后热能的摄入应较年轻时减少 20%、70 岁以后减少 30%，以免过剩的热能导致超重或肥胖，甚至诱发一些常见的老年病。此外，因老年人体对于血糖的控制能力减弱，为避免饮食造成的血糖水平波动过大，应注意选择低血糖生成指数的食物。

2. 蛋白质

蛋白质供给能量应占总热能的 15%。老年人的体内代谢过程以分解代谢为主，需要较为丰富的蛋白质来补充组织蛋白的消耗；但由于其体内的胃胰蛋白酶分泌减少，过多的蛋白质可加重老年人的消化负担，因此蛋白质的摄入原则应该是优质少量，应尽量保证优质蛋白占摄取蛋白质总量的 50% 以上，如豆类、鱼类等可以多吃。

3. 脂肪

老年人对脂肪的消化功能下降，且通常老年人体内脂肪组织所占比例随年龄增长而增加，因此膳食中的脂肪不宜过多；但另一方面，若进食脂肪过少，又将导致必需脂肪酸缺乏而发生皮肤疾病，并影响到脂溶性维生素的吸收，因此脂肪摄入的总原则是：由脂肪供给能量应占总热能的 20%~30%，并应尽量减少饱和脂肪酸和胆固醇的摄入，如尽量避免猪油、肥肉、牛油等动物性脂肪，而多吃一些花生油、豆油、橄榄油、玉米油等植物油，且注意交替食用各种植物油优于单独食用一种。

4. 无机盐

老年人容易发生钙代谢的负平衡，特别是绝经后的女性，由于其内分泌功能的衰减可导致骨质疏松的高发。因此应强调适当增加富含钙质的食物摄入，并增加户外日光照射以帮助钙的吸收。由于老年人消化功能减退，因此应选择容易吸收的钙质，如：奶类及奶制品、豆类及豆制品，以及坚果如核桃、花生等；此外，铁的缺乏可引起贫血，因此应注意选择含铁丰富的食物，如瘦肉、动物肝脏、黑木耳、菠菜等，并注意维生素 C 可促进人体对铁的吸收；老年人往往喜欢偏咸的食物，容易引起钠摄入过多但钾不足，钾的缺乏则可使肌力下降而导致人体有倦怠感。

5. 维生素

维生素在维持身体健康、调节生理功能、延缓衰老过程中起着极其重要的作用。富含维生素 A、B_1、B_2、C 的饮食，可增强机体的抵抗力，特别是 B族维生素能增加老年人的食欲。应鼓励老年人多选择蔬菜和水果等食物以增加维生素的摄入，且有较好的通便功能。

6. 膳食纤维

膳食纤维是碳水化合物中不能被人体消化酶所分解的多糖类物质，存在于谷、薯、豆、蔬果类等食物中。虽然不被人体所吸收，但可有效改善肠道功能、降低血糖和胆固醇、控制体重和减肥、预防结肠癌等恶性肿瘤。

7. 水分

水是构成人体的重要组成成分，失水 10% 就会影响机体功能，失水 20%即可威胁人的生命。如果水分不足，再加上老年人结、直肠的肌肉萎缩，肠道中黏液分泌减少，很容易发生便秘，严重时还可发生电解质失衡、脱水等。但过多饮水也会增加心、肾功能的负担，因此老年人每日饮水量（除去饮食中的水）一般以每日每千克体重 30ml 左右为宜。饮食中可适当增加汤羹类食品，既能补充营养、利于消化，又可补充相应的水分。

（二）影响老年人营养摄入的因素

1. 生理因素

老年人味觉功能下降，特别是苦味和咸味感觉功能显著丧失，同时多伴有嗅觉功能低下，不能或很难嗅到饮食的香味，所以老年人嗜好味道浓重的菜肴；多数老年人握力下降，部分老人还可由于关节病变和脑血管障碍等引起关节挛缩、变形，以及肢体的麻痹、震颤而加重自行进食的困难；牙齿缺失以及咀嚼肌群的肌力低下可影响老年人的咀嚼功能，甚至严重限制其进食；老年人吞咽反射能力下降，食物容易误咽而引起肺炎，甚至发生窒息；对食物的消化吸收功能下降，导致老年人所摄取的食物不能有效地被机体所利用，特别是大量的蛋白质和脂肪易引起腹泻；老年人易发生便秘，而便秘又可引起腹部饱胀感、食欲不振等，对其饮食摄取造成负性影响。

除此之外，疾病也是影响食物消化吸收的重要因素。特别是患有消化性溃疡、癌症、心脏疾病、肾脏疾病、糖尿病等疾病的老年人，控制疾病的发展、防止疾病恶化可有效改善其营养状况。

2. 心理因素

丧偶、独居、入住养老院或医院而感到不适应的老年人往往会因负性情绪而导致饮食摄入异常。排泄功能异常而又不能自理的老年人，有时考虑到照顾者的需求，往往自己控制饮食的摄入量。对于痴呆老年人，如果照顾者不加控制将会导致饮食过量、过少或异食行为。

3. 社会因素

老年人的社会地位、经济实力、生活环境以及价值观等对其饮食习惯影响很大。经济压力导致可选择的膳食种类、数量的减少；而营养学知识的欠缺可引起偏食或反复食用同一种食物，导致营养失衡；独居老人或者高龄者，即使没有经济方面的困难，在食物的采购或烹饪上也可能会出现问题；价值观对饮食的影响也同样重要，人们对饮食的观念及要求有着许多不同之处，有"不劳动者不得食"观念的老年人，由于自己丧失了劳动能力，有可能在饮食上极度地限制自己的需求而影响健康。

（三）老年人的饮食原则

1. 平衡膳食

老年人易患的消化系统疾病、心血管系统疾病及各种运动系统疾病，往往与营养失衡有关。因此，应保持营养的平衡，适当限制热量的摄入，保证足够的优质蛋白、低脂肪、低糖、低盐、高维生素和适量的含钙、铁食物。

2. 饮食易于消化吸收

老年人由于消化功能减弱，咀嚼能力也因为牙齿松动脱落和咀嚼肌力的降低而受到一定的影响，因此食物应细、软、松，既给牙齿咀嚼锻炼的机会，又便于消化。

3. 食物温度适宜

老年人消化道对食物的温度较为敏感，饮食宜温偏热。两餐之间或入睡前可加用温热饮料，以解除疲劳、温暖身体而利于睡眠。

4. 良好的饮食习惯

根据老年人的生理特点，少吃多餐的饮食习惯较为适合，即使正餐也应控制在七八分饱。膳食搭配应以素食为主，口味宜清淡。膳食内容的改变也不宜过快，要照顾到个人爱好。由于老年人肝脏中储存肝糖原的能力较差，而对低血糖的耐受能力不强，容易饥饿，所以在两餐之间可适当增加点心。晚餐不宜过饱，因为夜间的热能消耗较少，且如果多吃了富含热能而又较难消化的蛋白质和脂肪会影响睡眠。

（四）老年人的饮食护理

1. 烹饪时的护理

（1）咀嚼、消化吸收功能低下者的护理：蔬菜要细切，肉类最好制成肉末，烹制方法可采用煮或炖，必要时可捣碎，尽量使食物变松软而易于吞咽和消化。但应注意易咀嚼的食物对肠道的刺激作用减少而易引起便秘，因此应多选用富含纤维素的蔬菜类，如青菜、根菜类等烹制后食用。

（2）吞咽功能低下者的护理：对于吞咽反射低下者，过碎的食物或液态食物易导致憋呛。固体食物可以做得尽量松软或干脆做成糊状，而液态食物则可酌情选用食物调节剂（如凝胶、琼脂、淀粉等）将其变成糊状，以易于吞咽。还应注意一些黏稠度极高的食物，如汤圆、年糕、糍粑等，也不容易吞咽，应尽量减少甚至避免选择。

（3）味觉、嗅觉等感觉功能低下者的护理：饮食的色、香、味能够明显刺激食欲，因此味觉、嗅觉等感觉功能低下的老年人喜欢吃味道浓重的饮食，特别是盐和糖，而这些调味品食用太多对健康不利，使用时应格外注意。有时老年人进餐时因感到食物味道太淡而没有胃口，烹调时可用醋、姜、蒜等调料来刺激食欲。

2. 进餐时的护理

（1）一般护理：进餐时，应定时通风换气、去除异味，以保持室内空气的新鲜；尽量安排老年人与他人一起进餐以增加食欲；鼓励自行进食，对卧床的老年人要根据其病情采取相应的措施，如帮助其坐在床上并使用特制的餐具（如床上餐桌等）进餐；在老年人不能自行进餐，或因自己单独进餐而摄取量少、并有疲劳感时，可协助喂饭，但应注意尊重其生活习惯，掌握适当的速度与其相互配合；无论是自行进餐还是喂饭，都要注意保证老年人的头颈部处于自然前倾位，因此时口的位置不会高于咽喉，可避免食物不受控制地滑入咽喉，且仰头时喉部会厌软骨无法遮蔽气道而易引起误咽甚至窒息。

（2）上肢障碍者的护理：老年人上肢出现麻痹、挛缩、变形、肌力低下、震颤等障碍时，自己摄入食物较为困难，但是有些老年人还是愿意自行进餐，此时可以选择各种特殊的餐具。如有老年人专用的叉、勺出售，其柄很粗适用于无法握紧手的老人，亦可将普通勺把用纱布或布条缠上即可；有些老年人的口张不大，可选用婴儿用的小勺加以改造；使用筷子的精细动作对大脑是一种良性刺激，因此应尽量维持老年人的这种能力，可选用套筷或用绳子将两根筷子连在一起以防脱落。

（3）视力障碍者的护理：对于视力障碍的老年人，做好自行进餐的护理非常重要。照顾者首先要向老年人说明餐桌上食物的种类和位置，并帮助其用手触摸以便确认。要注意保证安全，热汤、茶水等易引起烫伤的食物要提醒注意，鱼刺等要剔除干净。视力障碍的老年人可能因看不清食物而引起食欲减退，因此，食物的味道和香味更加重要，或者让老年人与他人一起进餐，营造良好的进餐气氛以增进食欲。

（4）吞咽能力低下者的护理：由于存在会厌反应能力低下、会厌关闭不全或声门闭锁不全等情况，吞咽能力低下的老年人很容易将食物误咽入气管。尤其是卧床老年人，舌控制食物的能力减弱，更易引起误咽。因此进餐时老年人一般采取坐位或半坐位比较安全，偏瘫的老年人可采取侧卧位，最好是卧于健侧。进食过程中应有照顾者在旁观察，以防发生事故。同时随着年龄的增加，老年人的唾液分泌也相对减少，口腔黏膜的润滑作用减弱，因此进餐前及过程中应注意喝水湿润口腔，对于脑血管障碍以及神经失调的老年人更应如此。

二、排泄

排泄过程是维持健康和生命的必要条件，而排泄行为的自理则是保持人类的尊严和社会自立的重要条件。但老年人随着年龄的不断增加，机体调节功能逐渐减弱、自理能力下降，或者因疾病导致排泄功能出现异常，发生尿急、尿频甚至大小便失禁等现象，有的老年人还会出现尿潴留、腹泻、便秘等。排泄问题可以说是机体老化过程中无法避免的，常给老年人造成很大的生理、心理上的压力，护理人员应妥善处理，要体谅老年人，尽力给予帮助。

第六节 休息与活动

一、休息与睡眠

（一）休息

休息是指使身体放松，处于良好的心理状态，以恢复精力和体力的过程。休息并不意味着不活动，有时变换一种活动方式也是休息，如长时间做家务后，可站立活动一下或散散步等。老年人相对需要较多的休息，并应注意以下几点：①注意休息质量，有效的休息应满足 3 个基本条件：充足的睡眠、心理的放松、生理的舒适。因此，简单的卧床限制活动并不能保证老年人处于休息状态，有时这种限制甚至会使其感到厌烦而妨碍了休息的效果。②卧床时间过久会导致运动系统功能障碍，甚至出现压疮、静脉血栓、坠积性肺炎等并发症，因此应尽可能对老年人的休息方式进行适当调整，而长期卧床者尤其应注意定时改变体位或者被动运动等。③改变体位时，要注意预防直立性低血压或跌倒等意外的发生，如早上醒来时不应立即起床，而需在床上休息片刻、伸展肢体，再准备起床。④看书、看电视、上网可以作为休息形式，但不宜时间过长，应适时举目远眺或闭目养神来调节一下视力。看电视不应过近，避免光线的刺激引起眼睛的疲劳。看电视、电脑的角度也要合适，不宜过低或过高以免造成颈椎受损。

（二）睡眠

1. 老年人的睡眠

老年人的睡眠时间一般比青壮年少，这是因为老年人大脑皮质功能减退，新陈代谢减慢，体力活动减少，所以所需睡眠时间也随之减少，一般每天约 6 小时。除此之外，老年人的睡眠模式也随年龄增长而发生改变，出现睡眠时相提前，表现为早睡、早醒；也可出现多相性睡眠模式，即睡眠时间在昼夜之间重新分配，夜间睡眠减少、白天瞌睡增多；以及老化引起的脏器功能衰退，导致夜间易醒而使睡眠断断续续。有许多因素可干扰老年人的生活节律而影响其睡眠质量，如躯体疾病、精神疾病、社会家庭因素、睡眠卫生不良、环境因素等。而睡眠质量的下降则可导致烦躁、精神萎靡、食欲减退、疲乏无力，甚至疾病的发生，直接影响老年人的生活质量。

2. 一般护理

日常生活中可采用以下措施来改善老年人的睡眠质量：①对老年人进行全面评估，找出其睡眠质量下降的原因进行对因处理。②营造舒适的睡眠环境，调节卧室的光线和温度，保持床褥的干净整洁，并设法维持环境的安静。③帮助老年人养成良好的睡眠习惯：应提倡规律睡眠、早睡早起、午睡的习惯。对于已养成的特殊睡眠习惯，不能强迫立即纠正，需要多解释并进行诱导，使其睡眠时间尽量正常化。尽量限制白天睡眠时间在 1 小时左右，同时注意缩短卧床时间，以保证夜间睡眠质量。④晚餐应避免吃得过饱，睡前不饮用咖啡、酒或大量水分，并提醒老人于入睡前如厕，以免夜尿增多而干扰睡眠。⑤情绪对老年人的睡眠影响很大，由于老年人思考问题比较执着，往往会反复考虑而影响睡眠，尤其是内向型的老年人。所以有些问题和事情不宜晚间告诉老人。⑥向老年人宣传规律锻炼对减少应激和促进睡眠的重要性，指导其坚持参加力所能及的日间户外活动。⑦镇静剂或安眠药可帮助睡眠，但也有许多副作用，如抑制机体功能、降低血压、影响胃肠道蠕动和意识活动等，因此应尽量避免选用药物帮助入睡。必要时可在医生指导下根据具体情况选择合适的药物。

3. 睡眠呼吸暂停低通气综合征（sleep apnea-hypopnea syndrome，SAHS）

SAHS 是一种睡眠期疾病，被认为是高血压、冠心病、脑卒中的危险因素，且与夜间猝死关系密切。SAHS 的诊断标准是：临床上有典型的夜间睡眠时打鼾及呼吸不规律、白天嗜睡等症状，多导睡眠图（PSG）监测显示夜间睡眠暂停低通气指数（AHI）≥5 次/小时，或虽然白天无症状但 AHI≥10 次/小时，同时发生 1 个或以上重要脏器损害。

SAHS 多发于老年男性，其主要原因有：①老年人多有上呼吸道脂肪堆积，睡眠时咽部肌肉松弛，咽部活动减少，使上呼吸道狭窄或接近闭塞，而出现呼吸暂停；②老年人中枢神经系统调节功能减退，化学感受器对低氧和高碳酸血症的敏感性降低，中枢神经系统对呼吸肌的支配能力下降，以及呼吸肌无力等导致易发生 SAHS。

护理措施：①一般护理：老年人尤其是肥胖者易出现 SAHS，故应增加活动、控制饮食，以达到减肥的目的；养成侧卧睡眠习惯，以避免使气道狭窄加重；睡前必须避免饮酒和服用镇静、安眠药；戒烟戒酒，因有研究显示这些不良嗜好与 SAHS 相关。②积极治疗有关疾病，如肥胖症、扁桃体肥大、黏液性水肿、甲状腺肿大等。③上呼吸道通畅、呼吸道软骨和下颌骨无异常者可选用低流量吸氧 2~3L/min，而呼吸道阻塞者可选用呼气末持续正压通气。④根据病人情况指导选用合适的医疗器械装置，如鼻扩张器适用于鼻前庭塌陷者，可改善通气；舌后保持器可防止舌后坠而引起的阻塞。⑤根据病人情况指导选用合适的药物，包括呼吸刺激剂以及增加上气道开放的药物。病情严重者可选择手术治疗，包括悬雍垂腭咽成形术、气管切开造口、舌骨悬吊和下颌骨成形术等。

二、活动

老年人的活动能力与其生活空间的扩展程度密切相关，进而可显著影响其生活质量。

（一）活动对老年人的重要性

活动可以使机体在生理、心理及社会各方面获得益处。

1. 神经系统

通过肌肉活，动的刺激，协调大脑皮质兴奋和抑制过程，促进细胞的供氧能力。特别是对脑力工作者，活动可以解除大脑疲劳，促进智能的发挥，并有助于休息和睡眠。

2. 心血管系统

活动可促进血液循环，使血流速度加快、心输出量增加、心肌收缩能力增强，改善心肌缺氧状况，促进冠状动脉侧支循环，增加血管弹性。另外，活动可以促进脂肪代谢，加强肌肉发育。因此活动可有效预防和延缓心血管疾病的发生和发展。

3. 呼吸系统

活动可提高胸廓活动度，改善肺功能，使更多的氧进入机体与组织交换，保证脏器和组织的需氧量。

4. 消化系统

活动可促进胃肠蠕动，刺激消化液分泌，有利于消化和吸收，促进机体新陈代谢，改善肝、肾功能。

5. 肌肉骨骼系统

活动可使骨质密度增厚，韧性及弹性增加，延缓骨质疏松，加固关节，增加关节灵活性，预防和减少老年性关节炎的发生。运动还可使肌肉纤维变粗，坚韧有力，增加肌肉活动耐力和灵活性。

6. 其他

活动可以增强机体的免疫功能，提高对疾病的抵抗力。对于患糖尿病的老年人来说，活动是维持正常血糖的必要措施。另外，活动还可以调动积极的情绪。总之，活动对机体各个系统的功能都有促进作用，并能预防心身疾病的发生。

（二）影响老年人活动的因素

1. 心血管系统

①最高心率（maxium heart rate，MHR）下降：运动时的 MHR 可反映机体的最大摄氧量。研究发现，当老年人做最大限度的活动时，其 MHR 要比成年人低。这是因为老年人的心室壁弹性比成年人弱，导致心室的再充填所需时间延长。②心输出量下降：老年人的动脉弹性变差，使得其血压收缩值上升，后负荷增加。外周静脉滞留量增加，外周血管组织阻力增加，也会引起部分老年人出现舒张压升高。所以，当老年人增加其活动量时，血管扩张能力下降，引起回心血量减少，造成心输出量减少。

2. 肌肉骨骼系统

肌细胞因为老化而减少，同时肌张力下降。据统计，50 岁以上的人群肌肉力量每 10 年下降 10%，而 70 岁以上者则每 10 年下降高达 30%。老化对骨骼系统的张力、弹性、反应时间以及执行功能都有负面的影响，这是造成老年人活动量减少的主要原因之一。

3. 神经系统

老化可造成脑组织血流减少、大脑萎缩、运动纤维丧失、神经树突数量减少、神经传导速度变慢，导致对刺激的反应时间延长，这些可从老年人的运动协调、步态中看出。除此之外，老年人因为前庭器官过分敏感，导致对姿势改变的耐受力下降及平衡感缺失，故应提醒其注意活动的安全性。

4. 其他

老年人常患有慢性病，使其对于活动的耐受力下降。如帕金森病可造成步态的迟缓及身体平衡感的丧失；骨质疏松症会造成活动受限，而且容易跌倒造成骨折等损伤。此外，老年人还可能因为所服用药物的作用或副作用、疼痛、孤独、抑郁等原因而不愿意活动。不仅如此，由于科学技术的发展，现代人活动的机会越来越少。比如：由于经济、时间和空间的限制，无法亲身参与运动而只能选择看电视、打麻将等以端坐为主的活动；汽车取代了步行；电梯减少了爬楼梯的机会；等等。

（三）老年人活动的指导

1. 老年人的活动强度

科学的锻炼对人体健康最为有益，比较适合老年人选择的锻炼项目有：散步、慢跑、游泳、跳舞、太极拳等。有效的运动要求有足够而又安全的强度，健康老年人的活动强度应根据个人的能力及身体状态来选择。操作较为简便而又能科学反映运动强度的常用指标有革巴心率（target heart rate, THR）和主观用力计分（rate of perceived exertion, RPE）。

运动时的心率可反映机体的摄氧量，而摄氧量又是机体对运动量负荷耐受程度的一个指标，因而可通过观测心率变化来控制运动量。THR 是运动中能获得最佳效果并确保安全的心率，又称为目标心率或有效心率。1990 年美国运动医学会提出以健身为目的的运动应以中低强度为主，通常取 MHR 的 60%~85%作为 THR，一般而言对于体能良好者、普通者和不佳者 THR 范围应分别介于 MHR 的 70%~85%、60%~75%和 50%~75%之间。而 MHR 的确定方法有直接测定（递增负荷试验）和间接推算，但前者方法复杂，且对于中老年人和疾病人群存在一定的危险性，所以在实际应用中多采用公式（常用公式为：MHR = 220-年龄）进行推算。因此一般认为老年人在运动中应达到的 THR 范围应是本人 MHR 的 60%~80%，即（220-年龄）×60%为下限、（220-年龄）×80%为上限。也有学者认为应把 70 岁以上老人的 THR 范围再增加或减少 10%，因为 70 岁以上的老人多数患有这样或者那样的疾病，通常用 180（适用于体弱者）或 170（适用于身体健壮者）减年龄。

老年人可在 THR 的范围内运动，根据身体主观感觉对照 RPE 表、找到适合自己的等级。一般来说，钋对自身生理状况，老年人运动时的 RPE 应控制在 12~13 级别内（此时心率相当于 MHR 的 70%）。老年人在锻炼过程中掌握

THR 与 RPE 之间的关系后，可用 RPE 来调节运动强度。这样既保证了身体安全，又达到了运动效果，具有一定的科学指导意义。

除此之外，患病老年人运动强度的确定应非常慎重，特别是心血管疾病的病人。有条件者应在专业人员的监护下利用相应的仪器检查测定机体功能状态，如心肺运动试验（cardio pulmonary exercise test，CPET）是将静态肺功能、运动心电图以及心肺储备能力结合在一起对心肺功能及运动耐力进行综合评价的一种检查方法。依据心脏康复专家开具的运动处方选择适合自己的运动，并在运动过程中注意备好相应的急救药物和严密监测，如果出现严重的胸闷、气喘、心绞痛或心率反而减慢、心律失常等应立即停止运动、及时就医。

2. 老年人活动的注意事项

（1）正确选择：老年人可以根据自己的年龄、体质、身心状况、场地条件，选择适当的运动项目，如有研究显示太极可更明显减轻老年妇女的焦虑，而民族舞蹈则对于抑郁更加有效。锻炼计划的制定应符合老年人的兴趣并考虑到其能力，而锻炼目标的制定则必须考虑到他们对自己的期望，这样制定出来的活动计划老年人才愿意坚持。

（2）循序渐进：机体对运动有一个逐步适应的过程，所以应先选择相对易开展的活动项目，再逐渐增加运动的量、时间、频率。每次给予新的活动内容时，都应该评估老年人对于此项活动的耐受性。

（3）持之以恒：通过锻炼增强体质、防治疾病，要有一个逐步积累的过程。且取得疗效以后，仍需坚持锻炼，才能保持和加强效果。

（4）运动时间：老年人运动的时间以每周 3~4 次，每次半小时左右为宜。饭后则不宜立即运动，因为运动可减少对消化系统的血液供应及兴奋交感神经而抑制消化功能，从而影响消化甚至导致消化系统疾病。

（5）运动场地与气候：尽可能选择空气新鲜、安静清幽的公园、庭院、湖滨等地。注意气候变化，夏季户外运动要防止中暑，冬季则要防跌倒和感冒，雾霾天气则不宜进行室外活动。

（6）其他：年老体弱、患有多种慢性病或平时有气喘、心慌、胸闷或全身不适者，应请医生检查，并根据医嘱进行运动，以免发生意外。除此之外，患有急性疾病、出现心绞痛或呼吸困难、情绪激动等情况下应暂停锻炼。

3. 患病老年人的活动

老年人常因疾病困扰而导致活动障碍，特别是卧床不起的病人，如果长期不活动很容易导致失用性萎缩等并发症。因此，必须帮助各种患病老年人进行活动，以维持和增强其日常生活的自理能力。

（1）瘫痪老年人：这类老年人可借助助行器等辅助器具进行活动。一般说来，手杖适用于偏瘫或单侧下肢瘫痪病人，前臂杖和腋杖适用于截瘫病人。步行器的支撑面积较大，较腋杖的稳定性高，多在室内使用，选择的原则是：两上肢肌力差、不能充分支撑体重时，应选用腋窝支持型步行器；上肢肌力较差、提起步行器有困难者，可选用前方有轮型步行器；上肢肌力正常，平衡能力差的截瘫病人可选用交互型步行器。

（2）为治疗而采取制动状态的老年人：制动状态很容易导致肌力下降、肌肉萎缩等并发症，因此应确定尽可能小范围的制动或安静状态，在不影响治疗的同时，尽可能地做肢体的被动运动或按摩等，争取早期解除制动状态。

（3）不愿甚至害怕活动的老年人：部分老年病人因担心病情恶化或影响自我形象等而不愿活动，对这类老人要耐心说明活动的重要性，鼓励其一起参与活动计划的制定，营造合适的运动氛围，条件允许时可给予专业指导，尽量提高其对于运动的兴趣和信心。

（4）痴呆老年人：为便于照料，人们常期望痴呆老年人在一个固定的范围内活动，因而对其采取了许多限制的方法。但其实这种限制极大地降低了该群体的生活质量。护理人员应该认识到为延缓其病情的发展，必须给予痴呆老年人适当的活动机会，以及增加他们与社会的接触。

第五章 老年人的安全用药与护理

随着年龄的增长，老年人各脏器的组织结构和生理功能逐渐出现退行性改变，影响机体对药物的吸收、分布、代谢和排泄。药物代谢动力学的改变，又直接影响着组织，特别是靶器官中有效药物浓度维持的时间，影响了药物的疗效。此外，老年人常同时患有多种疾病，治疗中应用药物品种较多，发生药物不良反应的概率相应增高。因此，老年人的安全用药与护理显得非常重要。

第一节 老年人药物代谢和药效学特点

老年人由于各器官功能的衰退，机体对药物的代谢和反应发生改变。在临床工作中，应注意评估老年人药物代谢和药效学的特点，为指导临床合理用药及药物护理提供重要信息。

一、老年人药物代谢特点

药物代谢动力学简称药动学，是研究机体对药物处置的科学，即研究药物在体内的吸收、分布、代谢和排泄过程及药物浓度随时间变化规律的科学。老年药动学改变的特点为：药物代谢动力学过程减慢，绝大多数药物的被动转运吸收不变而主动转运吸收减少，药物代谢能力减弱，药物排泄功能降低，血药浓度增高。

（一）药物的吸收

药物的吸收是指药物从给药部位转运至血液的过程。大多数药物通过口服给药，经胃肠道吸收后进入血液循环，到达靶器官而发挥效应。因此，胃肠道环境或功能的改变可能对药物的吸收产生影响。影响老年人胃肠道药物吸收的因素有以下几点：

1. 胃酸分泌减少导致胃液 pH 升高

老年人胃黏膜萎缩，胃壁细胞功能下降，胃酸分泌减少，胃液 pH 升高，可影响药物离子化程度。如弱酸性药物阿司匹林在正常胃酸情况下，在胃内不易解离，吸收良好；当胃酸缺乏时，其离子化程度增大，使药物在胃中吸收减少，影响药效。

2. 胃排空速度减慢

老年人胃肌萎缩，胃蠕动减慢，使胃排空速度减慢，延迟药物到达小肠的时间。因此，药物的吸收延缓、速率降低，有效血药浓度到达的时间推迟，特别对在小肠远端吸收的药物或肠溶片有较大的影响。

3. 肠肌张力增加和活动减少

老年人肠蠕动减慢，肠内容物在肠道内停留时间延长，药物与肠道表面接触时间延长，使药物吸收增加。但胃排空延迟、胆汁和消化酶分泌减少等因素都可影响药物的吸收。

4. 胃肠道和肝血流减少

胃肠道和肝血流量随年龄增长而减少。胃肠道血流量减少可影响药物吸收速率，故老年人对奎尼丁、氢氯噻嗪的吸收可能减少。肝血流量减少，使药物首过效应减弱，对有些主要经肝脏氧化灭活的药物，如普萘洛尔等的消除减慢，血药浓度升高。

（二）药物的分布

药物的分布是指药物吸收进入体循环后向各组织器官及体液转运的过程。药物的分布不仅与药物的贮存、蓄积及清除有关，而且影响药物的效应。影响药物在体内分布的主要因素有：机体的组成成分、药物与血浆蛋白的结合能力及药物与组织的结合能力等。

1. 机体组成成分的改变

①老年人细胞内液减少，使机体总水量减少，故水溶性药物，如乙醇、吗啡等分布容积减小，血药浓度增加；②老年人脂肪组织增加，非脂肪组织逐渐减少，所以脂溶性药物，如地西泮、苯巴比妥、利多卡因等在老年人组织中分布容积增大，药物作用持续较久，半衰期延长；③老年人血浆白蛋白含量减少，使与血浆白蛋白结合率高的游离型药物成分增加，分布容积加大，药效增强，易引起不良反应。如抗凝药华法林与血浆白蛋白结合减少，游离型药物浓度增高而抗凝作用增强，毒性增大。因此，老年人使用华法林应减少剂量。

2. 药物与血浆蛋白的结合能力改变

老年人由于脏器功能衰退，同时患有多种疾病，常需用 2 种及 2 种以上的药物。由于不同药物对血浆蛋白结合具有竞争性置换作用，从而改变其他游离型药物的作用强度和持续时间。如保泰松和水杨酸可取代甲苯磺丁脲与蛋白的结合，使甲苯磺丁脲在常用剂量下可因游离型药物浓度增高而导致低血糖。

（三）药物的代谢

药物的代谢是指药物在体内发生化学变化，又称生物转化。肝脏是药物代谢的主要器官。老年人肝血流量和细胞量比成年人降低 40%~65%。肝脏微粒体酶系统的活性也随之下降，肝脏代谢速度只有年轻人的 65%。因此，药物代谢减慢，半衰期延长，易造成某些主要经肝脏代谢的药物蓄积。研究证实，老年人使用利多卡因、普萘洛尔、保泰松和异戊巴比妥后，血药浓度增高，半衰期延长。

老年人肝脏代谢药物的能力改变不能采用一般的肝功能检查来预测，因为肝功能正常不一定说明肝脏代谢药物的能力正常。一般认为，血药浓度可反映药物作用强度，血浆半衰期可作为预测药物作用和用药剂量的指征。但是还应注意血浆半衰期并不能完全反映出药物代谢、消除过程和药物作用时间。如米诺地尔作为长效降压药，其血浆半衰期为 4.2 小时，但降压效果可持续 3~4 天。这是因为药物与血管平滑肌结合，使其作用持续时间远远超过根据血浆半衰期所预测的时间。

（四）药物的排泄

药物的排泄是指药物在老年人体内经吸收、分布、代谢后，最后以药物原形或其代谢物的形式通过排泄器官或分泌器官排出体外的过程。肾脏是大多数药物排泄的重要器官。老年人肾功能减退，包括肾小球滤过率降低、肾血流量减少、肾小管的主动分泌功能和重吸收功能降低。这些因素均可导致主要由肾以原形排出体外的药物蓄积，表现为药物排泄时间延长，清除率降低。延长给药间隔，特别是以原形排泄、治疗指数窄的药物，如地高辛、氨基糖苷类抗生素尤其需要引起注意。老年人如有失水、低血压、心力衰竭或其他病变时，可进一步损害肾功能，故用药应更加小心，最好能监测血药浓度。

二、老年人药效学特点

药物效应动力学简称药效学，是研究药物对机体的作用及作用机制的科学。老年药效学改变是指机体效应器官对药物的反应随老化而发生的改变。老年药效学改变的特点包括：对大多数药物的敏感性增高、作用增强，对少数药物的敏感性降低，药物耐受性下降，药物不良反应发生率增加，用药依从性降低。

老年药效学改变的另一特点是对药物的耐受性降低，具体表现如下：

（一）多药合用耐受性明显下降

老年人单一用药或少数药物合用的耐受性较多药合用要好，如利尿药、镇静药、催眠药各一种并分别服用，耐受性较好，能各自发挥预期疗效。但若同时合用，患者则不能耐受，易出现直立性低血压。

（二）对易引起缺氧的药物耐受性差

因为老年人呼吸系统、循环系统功能降低，应尽量避免使用这类药物。如哌替啶对呼吸有抑制作用，禁用于患有慢性阻塞性肺气肿、支气管哮喘、肺源性心脏病等的患者，慎用于老年患者。

（三）对排泄慢或易引起电解质失调的药物耐受性下降

老年人由于肾调节功能和酸碱代偿能力较差，导致机体对排泄慢或易引起电解质失调药物的耐受性下降，故使用剂量宜小，间隔时间宜长，还应注意检查药物的肌酐清除率。

（四）对肝脏有损害的药物耐受性下降

老年人肝功能下降，对损害肝脏的药物，如利血平、异烟肼等耐受力下降，慎用于老年患者。

（五）对胰岛素和葡萄糖耐受力降低

老年人由于大脑耐受低血糖的能力较差，易发生低血糖昏迷。在使用胰岛素过程中，应注意识别低血糖的症状。

第二节　老年人常见药物不良反应和原因

药物不良反应（adverse drug reaction，ADR）是指在常规剂量情况下，由于药物或药物相互作用而发生与防治目的无关的、不利或有害的反应，包括药物副作用、毒性作用、变态反应、继发反应和特异性遗传素质有关的反应等。老年人由于药动力学的改变，各系统、器官功能及代偿能力逐渐衰退，机体耐受性降低，患病率上升，对药物的敏感性发生变化，药物不良反应发生率增高。

一、老年人常见药物不良反应

(一) 老年人常见药物不良反应

1. 精神症状

中枢神经系统，尤其大脑最易受药物作用的影响。老年人中枢神经系统对某些药物的敏感性增高，可导致神经系统的毒性反应，如吩噻嗪类、洋地黄、降压药和吲哚美辛等可引起老年抑郁症；中枢抗胆碱药苯海索，可致精神错乱；老年痴呆患者使用中枢抗胆碱药、左旋多巴或金刚烷胺，可加重痴呆症状。长期使用咖啡因、氨茶碱等可导致精神不安、焦虑或失眠。长期服用巴比妥类镇静催眠药可致惊厥，产生身体及精神依赖性，停药会出现戒断症状。

2. 直立性低血压

老年人血管运动中枢的调节功能没有年轻人灵敏，压力感受器发生功能障碍，即使没有药物的影响，也会因为体位的突然改变而产生头晕。使用降压药、三环类抗抑郁药、利尿药、血管扩张药时，尤其易发生直立性低血压。因此，在使用这些药时应特别注意。

3. 耳毒性

老年人由于内耳毛细胞数目减少，听力有所下降，易受药物的影响产生前庭症状和听力下降。前庭损害的主要症状有眩晕、头痛、恶心和共济失调；耳蜗损害的症状有耳鸣、耳聋。由于毛细胞损害后难以再生，故可产生永久性耳聋。年老体弱者应用氨基糖苷类抗生素和多黏菌素可致听神经损害。因此，老年人使用氨基糖苷类抗生素时应减量，最好避免使用此类抗生素和其他影响内耳功能的药物，如必须使用时应减量。

4. 尿潴留

三环类抗抑郁药和抗帕金森病药有副交感神经阻滞作用，老年人使用这类药物可引起尿潴留，特别是伴有前列腺增生及膀胱颈纤维病变的老人。所以在使用三环类抗抑郁药时，开始应以小剂量分次服用，然后逐渐加量。患有前列腺增生的老年人，使用呋塞米、依他尼酸等强效利尿药也可引起尿潴留，在使用时应加以注意。

5. 药物中毒

老年人各个重要器官的生理功能减退，仍岁以上老年人的肾脏排泄毒物的功能比 25 岁时下降20%，70~80 岁时下降40%~50%。60 岁以上老年人肝脏血流量比年轻时下降40%，解毒功能也相应降低。老年人出现心功能减退，心排血量减少，窦房结内起搏细胞数目减少，心脏传导系统障碍。因此，老年人用药容易产生肝毒性反应、肾毒性反应及心脏毒性反应。

（二）老年人服用危险性增高的药物

老年人由于各器官组织结构与生理功能出现退行性改变，服用某些药物中毒的危险性增加。

二、老年人药物不良反应发生率高的原因

据统计 50~60 岁患者的药物不良反应发生率为 14.14%，61~70 岁为 15.17%，71~81 岁为 18.13%，80 岁以上为 24.10%。老年人药物不良反应发生率高的原因如下：

（一）同时接受多种药物治疗

老年人常患多种疾病，接受多种药物治疗，易产生药物的相互作用，加强或减弱药物的效果，增加药物的不良反应。现已证实老年人药物不良反应的发生率与用药种类成正相关。据统计，同时用药 5 种以下者，药物不良反应发生率为 6%~8%，同时用 6~10 种时升至 40%，同时用 15~20 种以上

时-发生率升至 70%~80%。

（二）药动学和药效学改变

由于老年药动学改变，药物在老年人血液和组织内的浓度发生改变，导致药物作用增强或减弱。在药效欠佳时，临床医师常加大剂量，造成药物不良反应发生率增高。此外，老年人机体内环境稳定性减退，中枢神经系统对某些药物特别敏感，镇静药易引起中枢过度抑制；老年人免疫功能下降，使药物变态反应发生率增加。

（三）滥用非处方药

有些老人缺乏医药知识，擅自服用、滥用滋补药、保健药、抗衰老药和维生素，用药的次数和剂量不当，易产生药物不良反应。

第三节　老年人的用药原则

合理用药是指根据疾病种类、患者状况和药理学理论选择最佳的药物及其制剂，制订或调整给药方案，以期有效、安全、经济地防治和治愈疾病的措施。老年人由于各器官贮备功能及身体内环境稳定性随年龄而衰退，因此，对药物的耐受程度及安全幅度均明显下降。老年人用药五大原则可作为临床合理用药的指南。

一、受益原则

受益原则首先要求老年人用药要有明确的指征。其次，要求用药的受益/风险比值>1。只有治疗好处>风险的情况下才可用药；有适应证而用药的受益/风险比值<1者，不用药，同时选择疗效确切而毒副作用小的药物。选择药物时要考虑到既往疾病及各器官的功能情况，对有些病症可以不用药物治疗则不要急于用药，如失眠、多梦老人，可通过避免晚间过度兴奋的因素包

括抽烟、喝浓茶等来改善。

二、5 种药物原则

许多老年人多病共存，老年人平均患有 6 种疾病，常多药合用，平均用药 9.1 种，多者达 36 种。过多使用药物不仅增加经济负担，而且还增加药物相互作用。联合用药种类越多，药物不良反应发生的可能性越高。对患有多种疾病的老年人，不宜盲目应用多种药物，可单用药物时绝不联用多种药物，用药种类尽量简单，最好 5 种以下，治疗时分轻重缓急，注意药物间潜在的相互作用。

执行 5 种药物原则时要注意：①了解药物的局限性：许多老年性疾病无相应有效的药物治疗，若用药过多，ADR 的危害反而大于疾病本身。②抓主要矛盾，选主要药物治疗：凡疗效不明显、耐受差、未按医嘱服用药物应考虑终止，病情不稳定可适当增加药物种类，病情稳定后要遵守 5 种药物原则。③选用具有兼顾治疗作用的药物：如高血压合并心绞痛者，可选用 β 受体阻滞药及钙拮抗剂；高雄合并前列腺增生者，可用 α 受体阻滞药。④翻瞧治疗：老年人并非所有自觉症状、慢性病都需药物治疗。如轻度消化不良、睡眠欠佳等，只要注意饮食卫生、避免情绪波动均可避免用药。治疗过程中若病情好转、治愈或达到疗程时应及时减量或停药。⑤减少和控制服用补药：一般健康老年人不需要服用补药。体弱多病的老年人，要在医师的指导下适当服用滋补药物。

三、小剂量原则

老年人用药量在中国药典规定为成人量的 3/4；一般从成人量的 1/4 ~ 1/3 开始用，然后根据临床反应调整剂量，直至出现满意疗效而无 ADR 为止。剂量要准确适宜，老年人用药要遵循从小剂量开始逐渐达到适宜于个体的最佳剂量。有学者提出，从 50 岁开始，每增加 1 岁，剂量应比成人药量减少 1%，

60~80 岁应为成人量的 3/4，80 岁以上为成人量的 2/3 即可。只有把药量掌握在最低有效量，才是老年人的最佳用药剂量。

老年人用药剂量的确定，要遵守剂量个体化原则，主要根据老年人的年龄、健康状况、治疗反应等进行综合考虑。

四、择时原则

择时原则即根据时间生物学和时间药理学的原理，选择最合适的用药时间进行治疗，以提高疗效和减少毒副作用。因为许多疾病的发作、加重与缓解都具有昼夜节律的变化，例如夜间容易发生变异型心绞痛、脑血栓和哮喘，类风湿关节炎常在清晨出现关节僵硬等；药代动力学也有昼夜节律的变化。因此，进行择时治疗时，主要根据疾病的发作、药代动力学和药效学的昼夜节律变化来确定最佳用药时间。

五、暂停用药原则

老年人在用药期间，应密切观察，一旦出现新的症状，应考虑为药物的不良反应或是病情进展。前者应停药，后者则应加药。对于服药的老年人出现新的症状，停药受益可能多于加药受益。因此，暂停用药是现代老年病学中最简单、有效的干预措施之一。

第四节　老年人安全用药的护理

随着年龄的增长，老年人记忆力减退，学习新事物的能力下降，对药物的治疗目的、用药时间、用药方法常不能正确理解，影响用药安全和药物治疗的效果。因此，指导老年人正确用药，减少用药差错是护士的一项重要任务。

一、定期全面评估老年人用药情况

（一）用药史

详细评估老年人的用药史，建立完整的用药记录，包括既往和现在的用药记录、药物过敏史、引起副作用的药物及老年人对药物的了解情况。

（二）各系统老化程度

仔细评估老年各脏器的功能情况，如肝、肾功能的生化指标。

（三）用药能力和作息时间

包括视力、听力、阅读能力、理解能力、记忆力、吞咽能力、获取药物的能力、发现不良反应的能力和作息时间。

（四）心理-社会状况

了解老年人的文化程度、饮食习惯、家庭经济状况、对当前治疗方案和护理计划的认识程度和满意度、家庭的支持情况，对药物有无依赖、期望及恐惧等心理。

二、密切观察和预防药物不良反应

老年人药物不良反应发生率高，护士要密切观察和预防药物的不良反应，提高老年人的用药安全。

（一）密切观察药物副作用

要注意观察老年人用药后可能出现的不良反应，及时处理。如对使用降压药的老年患者，要注意提醒其站立、起床时动作要缓慢，避免直立性低血压。

（二）注意观察药物矛盾反应

老年人在用药后容易出现药物矛盾反应，即用药后出现与用药治疗效果相反的特殊不良反应。如用硝苯地平治疗心绞痛反而加重心绞痛，甚至诱发心律失常。所以用药后要细心观察，一旦出现不良反应要及时停药、就诊，根据医嘱改服其他药物，保留剩药。

（三）用药从小剂量开始

用药一般从成年人剂量的 1/4 开始，逐渐增大至 1/3→1/2→2/3→3/4。同时要注意个体差异，治疗过程中要求连续性观察，一旦发现不良反应，及时协助医师处理。

（四）选用便于老人服用的药物剂型

口腔黏膜干燥的老人，服用片剂、胶囊制剂时要给予充足的水送服。胃肠功能不稳定的老年人不宜服用缓释剂，因为胃肠功能的改变影响缓释药物的吸收。对吞咽困难的老人不宜选用片剂、胶囊制剂，宜选用液体剂型，如冲剂、口服液等，必要时也可选用注射给药。老年人由于皮肤弹性组织减少，常造成注射部位皮肤出血，应延长按压时间。由于体温下降，血液循环减慢，老年人使用栓剂药物需要更长的融化时间。接受静脉治疗的老年人要预防循环超负荷，特别注意观察出现血压升高、呼吸加快、气喘等肺水肿症状体征。

（五）规定适当的用药时间和用药间隔

根据老年人的用药能力、生活习惯，给药方式尽可能简单，当口服药物与注射药物疗效相似时，宜采用口服给药。由于许多食物和药物同时服用会导致相互作用而干扰药物的吸收，如含钠基或碳酸韩的制酸剂不可与牛奶或其他富含维生素 D 的食物一起服用，以免刺激胃液过度分泌或造成血钙或血磷过高。此外，如果给药间隔过长则达不到治疗效果，而频繁的给药又容易引起药物中毒。因此，在安排用药时间和用药间隔时，既要考虑老人的作息时间，又应保证有效的血药浓度。

（六）其他预防药物不良反应的措施

老年人因种种原因易出现用药依从性较差，因此当药物未达到预期疗效时，要仔细询问患者是否按医嘱用药。对长期服用某一种药物的老年人，要注意监测血药浓度。对老年人所用的药物剂量要进行认真记录并注意保存。

三、提高老年人用药依从性

老年慢性病治疗效果不满意，除病因、发病机制不明，缺乏有效的治疗药物外，还有一个不容忽视的问题，就是患者用药依从性差。老年人由于记忆力减退，容易忘记用药或错用药；经济收入减少，生活相对拮据；担心药物副作用；家庭社会的支持不够等原因，导致其用药依从性差。提高老年人用药依从性的护理措施如下：

（一）加强药物护理

①住院的老年人：护士应严格执行给药操作规程，按时将早晨空腹服、食前服、食时服、食后服、睡前服的药物分别送到患者床前，并照护其服下。②出院带药的老年人：护士要通过口头和书面的形式，向老年人解释药物名称、剂量、用药时间、作用和副作用。用较大字体的标签注明用药剂量和时间，以便老年人识别。③空巢、独居的老年人：护士可将老人每天需要服用的药物放置在专用的塑料盒内，盒子有 4 个小格，每个小格标明用药的时间，并将药品放置在醒目的位置，促使老年患者养成按时用药的习惯。此外，社区护士定期到老年人家中清点剩余药片数目，也有助于提高老年人的用药依从性。④精神异常或不配合治疗的老年人：护士需协助和督促患者用药，并确定其是否将药物服下。患者若在家中，应要求家属配合做好协助督促工作，可通过电话追踪，确定患者的用药情况。⑤吞咽障碍与神志不清的老年人：一般通过鼻饲管给药。对神志清楚但有吞咽障碍的老年人，可将药物加工制作成糊状物后再给予服用。⑥外用药物：护士应向老年人详细说明外用药的名称、用法及用药时间，在盒子外贴红色标签，注明外用药不可口服，并告知家属。

（二）开展健康教育

护士可借助宣传媒介，采取专题讲座、小组讨论、发宣传材料、个别指导等综合性教育方法，通过门诊教育、住院教育和社区教育 3 个环节紧密相扣的全程健康教育计划的实施，反复强化老年人循序渐进学习疾病相关知识、药物的作用及自我护理技能，提高患者的自我管理能力，促进其用药依从性。

（三）建立合作性护患关系

护士要鼓励老年人参与治疗方，与护理计划的制订，邀请老年人谈论对病情的看法和感受，倾听老年人的治疗意愿，注意老年人对治疗费用的关注。与老年人建立合作性护患关系，使老年人对治疗充满信心，形成良好的治疗意向，促进其用药依从性。

（四）行为的治疗措施

①行为监测：建议老年人记用药日记、病情自我观察记录等。②刺激与控制：将老年人的用药行为与日常生活习惯联系起来，如设置闹钟提醒用药时间。③强化行为：当老年人用药依从性好时及时给予肯定，依从性差时当即给予批评。

（五）药品日常管理

指导老年人正确保管药品，定期整理药柜，保留常用药和正在服用的药物，弃除过期变质的药物。

四、加强用药的健康指导

（一）加强老年人用药的解释工作

护士要以老年人能够接受的方式，向其解释药物的种类、名称、用药方式、药物剂量、药物作用、不良反应和期限等。必要时，以书面的方式，在药袋上用醒目的颜色标、明用药的注意事项。此外，要反复强调正确用药的方法和意义。

（二）鼓励老年人首选非药物性措施

指导老年人如果能以其他方式缓解症状的，暂时不要用药，如失眠、便秘和疼痛等，应先采用非药物性措施解决，将药物中毒的危险性降至最低。

（三）指导老年人不随意购买及服用药物

一般健康老年人不需要服用滋补药、保健药、抗衰老药和维生素。只要注意调节好日常饮食，注意营养，科学安排生活，保持平衡的心态，就可达到健康长寿的目的。对体弱多病的老年人，要在医师的指导下，辨证施治，适当服用滋补药物。

（四）加强家属的安全用药教育

对老年人进行健康指导的同时，还要重视对其家属进行有关安全用药知识的教育，使他们学会正确协助和督促老年人用药，防止发生用药不当造成的意外。

第六章 老年人常见健康问题与护理

第一节 各系统的老化改变

本节主要介绍各系统因老化而产生的变化，这是老年人健康问题及其护理的基础。了解老年人各系统的变化特点和老化特征，能更好地理解为何老年人容易发生健康问题以及需要多学科综合干预，从而有效维护和促进老年人的身心健康。

一、呼吸系统

（一）鼻、咽、喉

老年人鼻黏膜变薄，嗅觉功能减退；腺体萎缩，分泌功能减退；鼻道变宽，鼻黏膜的加温、加湿和防御功能下降。因此，老年人容易患鼻窦炎及呼吸道感染；加上血管脆性增加，容易导致血管破裂而发生鼻出血。

老年人由于咽黏膜和淋巴组织萎缩，特别是腭扁桃体明显萎缩，易患呼吸道感染。由于咽喉黏膜、肌肉发生退行性变或神经通路障碍，防御反射变得迟钝，因而出现吞咽功能失调，易发生呛咳、误吸甚至窒息。由于喉部肌肉和弹性组织萎缩，声带弹性下降，故老年人发音的洪亮度减弱。

（二）气管和支气管

老年人气管软骨钙化，弹性降低。气管和支气管黏膜上皮萎缩、鳞状上皮化生、部分纤毛倒伏和功能减退。小气道杯状细胞数量增多，分泌亢进，黏液-纤毛转运功能减退。加之有效咳嗽反射功能减退，从而容易导致黏液潴留，小气道管腔变窄，气流阻力增加，老年人易发生呼吸道感染及呼气性呼吸困难。

(三) 肺

老年人肺泡萎缩、弹性回缩能力下降，容易导致肺不能有效扩张，肺通气不足；肺动脉壁随年龄增加出测巴厚、纤维化等，使肺动脉压力增高；肺毛细血管黏膜表面积减少，肺灌注流量减少，因而，老年人肺活量逐渐降低，残气量上升，肺泡与血液、气体交换的能力减弱，换气效率明显降低。

(四) 胸廓及呼吸肌

老年人由于普遍发生骨质疏松，造成椎体下陷、脊柱后凸、胸骨前突，引起胸腔前后径增大，易出现桶状胸。肋软骨钙化使胸廓顺应性变小，从而导致呼吸费力。肋间肌和膈肌弹性降低，进一步影响胸廓运动，从而使肺通气和呼吸容量下降。所以，老年人易胸闷、气短，咳嗽、排痰动作减弱，致使痰液不易咳出，造成呼吸道阻塞。同时，呼吸道黏膜分泌性免疫球蛋白A (SIgA)、非特异性核蛋白合成分泌减少，纤毛受损，局部防御屏障减弱，免疫防御功能降低，加上伴有肺气肿，肺功能差，故老年人容易发生肺部感染，导致肺功能的进一步损害，严重时甚至引起呼吸衰竭。

二、循环系统

(一) 心脏

随着年龄的增加，心脏外面间质纤维、结缔组织增多，束缚心脏的收缩与舒张；心脏瓣膜由于纤维化而增厚，易产生狭窄及关闭不全，影响血流动力学变化，导致心功能不全；心肌纤维发生脂褐质沉积，心肌间结缔组织增加，心包膜下脂肪沉着增多，室壁肌肉老化呈结节性收缩，易导致心脏顺应性变差，且主动脉和周围血管老化也导致其顺应性下降，进而影响心功能；

心脏传导系统发生退行性变，如窦房结内的起搏细胞数目减少，老年人休息时心率减慢，80 岁时的平均心率可减至 59 次/分。

（二）心功能

1. 心肌收缩力减弱，心脏泵血功能降低

老年人由于肌质网状组织不足，受体数目减少，收缩时钙离子的释放以及舒张时钙离子的吸收均减慢，造成心肌收缩和舒张效力降低，心肌等长收缩和舒张期延长；因静脉壁弹性纤维和平滑肌成分改变，静脉腔变大，血流缓慢，使静脉回心血量减少；心室壁顺应性下降，心室舒张终末期压力增高，引起心排血量减少。

2. 容易发生心律失常

老年人心脏的神经调节能力进行性下降，心脏节律细胞数目减少，特别是窦房结、房室结、希氏束及左右希氏束传导细胞数目的减少，增加了心肌的不稳定性，也降低了对交感神经冲动的反应力，容易出现心律失常。

（三）血管

老年人血管因弹性蛋白减少、胶原蛋白增加而失去原有的弹性，加上钙沉积于血管内膜导致管腔狭窄，造成收缩压增加（正常老化一般不影响舒张压）。末梢血管阻力增加，易导致组织灌流量减少；静脉回流不佳使静脉曲张发生的概率增加。冠状动脉血管以及脑血管的老化使冠心病、脑血管意外等疾病发生率增高。

三、消化系统

（一）唾液腺

老年人唾液腺分泌减少，口腔黏膜萎缩易于角化，特别是在病理状态下或使用某些药物时唾液分泌更加减少，影响口腔的自净和保护功能，易发生

感染与损伤，常导致口干、说话不畅及吞咽困难等。另外，唾液中的淀粉酶减少，也直接影响对淀粉食物的消化。

（二）牙齿

老年人牙齿咬合面的釉质和牙本质逐渐磨损，牙龈萎缩，使牙根暴露、牙本质神经末梢外露，对冷、热、酸、甜、咸、苦、辣等刺激过敏而产生疼痛，并易发生感染。牙槽骨萎缩，一方面牙列变松，食物残渣易残留，使龋齿、牙龈炎的发病率上升；另一方面牙齿松动、脱落，咀嚼能力下降，影响营养的消化与吸收而发生营养不良。同时，味觉功能减退，食欲下降，进一步影响人体对营养素的摄取。

（三）食管

老年人食管黏膜逐渐萎缩而易发生不同程度的吞咽功能低下。食管扩张，蠕动减少，致食管排空延迟；食管下段括约肌松弛，易致胃反流，使老年人反流性食管炎、食管癌的发病率增高，误吸的危险性也增加。由于食管平滑肌的萎缩，食管裂孔增宽，导致食管裂孔疝的发生。

（四）胃

老年人胃黏膜变薄，平滑肌萎缩，胃腔扩大，易出现胃下垂。胃壁细胞数目减少，胃酸分泌减少，60 岁下降至正常水平的 40%~50%，对细菌杀灭作用减弱；胃蛋白酶、脂肪酶及盐酸等分泌减少，影响蛋白质、维生素、铁、钙等营养物质的吸收，可导致老年人出现营养不良、缺铁性贫血等。胃蠕动减慢，胃排空时间延长，代谢产物、毒素不能及时排出，容易发生消化不良、便秘、慢性胃炎、胃溃疡、胃癌等。

（五）肝、胆

肝脏实质细胞减少而使其储存与合成蛋白质的能力降低，可出现白蛋白降低、球蛋白增高等；肝内结缔组织增生，容易造成肝纤维化。由于肝功能减退，肝脏对药物的代谢能力与速度下降，易引起药物性不良反应的发生。胆囊不易排空，胆汁成分改变，使胆固醇增高，发生胆结石的可能性增加。

（六）胰腺

正常成人胰腺重量约 60~100g，50 岁后逐渐减轻，80 岁时减至 40g。胰腺分泌消化酶减少，影响脂肪的吸收，易发生脂肪泻。胰腺分泌胰岛素的生物活性下降，导致葡萄糖耐量降低，使老年人容易发生老年性糖尿病。

（七）肠

随着年龄增加，小肠黏膜和肌层萎缩、肠上皮细胞数目减少，小肠吸收功能减退，易造成老年人营养吸收不良。结肠黏膜萎缩，结肠壁的肌肉或结缔组织变薄而易形成结肠憩室；加之老年人活动减少，使肠内容物通过时间延长，水分重吸收增加，易发生或加重便秘。骨盆底部肌肉萎缩、肛提肌肌力降低，易发生直肠脱垂。

四、泌尿系统

（一）肾脏

成年人的肾脏重量为 250~270g，80 岁时减至 180~200g。老年人肾脏重量减轻，主要是因为肾皮质减少，肾小球数量不断减少，到 70~90 岁时只有原来的 1/3~1/2，而且肾小球硬化的比率增高，故肾脏功能在老年期迅速下降，如肾小球滤过率、内生肌酐和尿酸的清除率、肾脏的浓缩与稀释功能均下降，容易导致水钠潴留、代谢产物蓄积、药物蓄积中毒甚至肾衰竭。

（二）输尿管

老年人输尿管平滑肌层变薄，支配肌肉活动的神经细胞减少，输尿管收缩力降低，将尿送入膀胱的速度减慢，而且容易反流，使肾盂肾炎的发生率增高。

（三）膀胱

膀胱肌肉萎缩、肌层变薄、纤维组织增生，使膀胱括约肌收缩无力，膀胱缩小，容量减少至成人的一半左右；由于肌肉收缩无力，使膀胱既不能充满，也不能排空，故老年人容易出现尿外溢、残余尿增多、尿频、夜尿增多等。女性膀胱下垂、男性前列腺增生、水分摄入不足、尿液酸性降低等，易造成泌尿道感染、结石，甚至诱发膀胱癌等。老年女性因盆底肌肉松弛，易引起压力性尿失禁，造成生活的不便与困窘。

（四）尿道

老化使尿道肌肉萎缩、纤维化变硬、括约肌松弛、尿道黏膜出现皱褶或致尿道狭窄等，易发生排尿无力或排尿困难。老年女性因尿道腺体分泌黏液减少，抗菌能力减弱，使泌尿系统感染的发生率增大；老年男性因前列腺增生，容易发生排尿不畅，甚至排尿困难。

五、内分泌系统

（一）下丘脑

老化使下丘脑的重量减轻、血液供给减少、细胞形态发生改变，生理学方面表现为单胺类含量减少和代谢的紊乱，引起中枢调控失常，容易导致老年人各方面功能的衰退，故又称下丘脑为"老化钟"。

（二）垂体

50 岁以后垂体体积逐渐缩小，重量减轻，有些高龄老年人可减轻 20%。垂体功能改变不仅与其本身老化有关，亦与下丘脑对其调节功能减退和靶腺对垂体激素的敏感性变化有关。垂体功能改变对老年人的代谢、应激和衰老等影响重大。垂体分泌的生长激素减少，易发生肌肉萎缩、脂肪增多、蛋白质合成减少和骨质疏松等；垂体分泌的抗利尿激素减少，易导致肾小管的重吸收减少和细胞内外水分的重新分配，继而出现多尿，特别是夜间尿量增多等现象。此外，老年人垂体腺瘤的发生率较高。

（三）性腺

男性从 50~59 岁开始出现血清总睾酮和游离睾酮水平下降，到 85 岁时比成年人下降约 35%，容易出现性功能减退；游离睾酮等雄激素的缺乏，对老年男性的骨密度、肌肉组织、造血功能等也造成不利影响。老年女性卵巢发生纤维化，雌激素和孕激素分泌减少，易出现性功能和生殖功能减退、更年期综合征、骨质疏松等；子宫和阴道萎缩、分泌减少、乳酸菌减少等易导致老年性阴道炎等疾病的发生。

（四）甲状腺与甲状旁腺

老年人甲状腺的重量可减轻 40%~50%，滤泡减少、滤泡间纤维增生，伴有炎症细胞浸润和结节形成。在功能上，甲状腺素（T_4）的分泌无明显变化，但三碘甲状腺原氨酸（T_3）随年龄增高而降低，导致老年人基础代谢率下降，耗氧量降低，营养吸收和代谢障碍等。因此，老年人容易出现整体性迟缓、怕冷、毛发脱落、思维反应慢、抑郁等现象。

此外，肾脏对甲状旁腺素敏感性降低，使 1，25 -（OH）$_2$D$_3$ 生成减少，是老年骨质疏松症的主要原因之一。

（五）肾上腺

老年人肾上腺皮质的退行性变主要为纤维化，皮质与髓质细胞数目减少，皮质细胞内脂褐质沉积，肾上腺皮质储备功能减退。皮质束状带对 ACTH 的反应下降引起机体应激不良，为老年危重症发展与转归区别于年轻人的重要原因；皮质球状带萎缩、肾素活性降低、肾素-血管紧张素 Ⅱ 生成减少，导致老年人醛固酮随增龄而降低，因此老年人对水和电解质平衡的调节能力减弱。肾上腺激素分泌的减少，加上老年人下丘脑-垂体-肾上腺系统功能减退而激素的清除能力明显下降，导致老年人对外界环境的适应能力和对应激的反应能力均明显下降。

（六）胰岛

老年人胰岛萎缩，β 细胞减少，释放胰岛素延迟，糖代谢能力降低；而细胞膜上胰岛素受体减少，使机体对胰岛素的敏感性下降，导致老年人葡萄糖耐量降低，这是老年人糖尿病发病率增高的原因之一。另外，胰高血糖素分泌异常增加，使老年人 2 型糖尿病的发病率增高。由于胰岛素敏感性下降及 β 细胞储备能力降低，危重病症或应激状态下，老年人更易发生应激性血糖升高、糖尿病或糖尿病的急性并发症。

六、运动系统

（一）骨骼

老年人骨骼中的有机物质，如骨胶原、骨黏蛋白含量减少，使骨质萎缩、骨量减少，容易导致骨质疏松，骨骼发生变形，如脊柱弯曲、变短，身高降低，甚至骨折等。又因骨细胞与其他组织细胞的老化，骨的修复与再生能力减退，容易导致骨折后愈合时间延长或不愈合的比例增加。

（二）关节

老年人的关节软骨、关节囊、椎间盘及韧带等会因老化而发生退行性变化，使关节活动范围缩小，尤其是肩关节的后伸、外旋，肘关节的伸展，前臂的后旋，髋关节的旋转，膝关节伸展及脊柱的整体运动等功能明显受限。

（三）肌肉

老年人的肌纤维萎缩、弹性下降，肌肉总量减少，肌肉力量减弱，容易出现疲劳、腰酸腿痛等。由于肌肉力量、敏捷度下降，加上老年人脑功能的衰退，活动更加减少，最终导致老年人动作迟缓、笨拙、步态不稳等。由于老年人卧床不起或限制在轮椅上等，使活动更加减少，进一步导致肌肉的老化，形成恶性循环。

七、神经系统

（一）脑与神经元

老年人脑的体积逐渐缩小，重量逐渐减轻。50 岁以后，脑细胞每年约减少 1%，脑部某些功能降低，如体温调节能力下降。神经元变性或减少，使运动和感觉神经纤维传导速度减慢，老年人容易出现步态不稳，或"拖足"现象；同时手的摆动幅度也减小，转身时不稳，容易跌倒。脑动脉血管粥样硬化和血脑屏障退化，易导致脑血管破裂、脑梗死、神经系统感染性疾病等。老年人脑内的蛋白质、核酸、脂类物质、神经递质等逐渐减少；同时，在脑内可见神经纤维缠结、类淀粉物沉积、马氏小体、脂褐质沉积等改变，这些是脑老化的重要标志，容易导致脑萎缩、认知功能障碍、震颤麻痹等老年性疾病。

（二）脊髓

至 70 岁时脊髓的大部分神经细胞出现退行性变，以后索及后脊髓神经根变性明显。退行性变可以导致深反射减弱或消失，还可引起病理反射的出现，如踝反射、膝反射、肱二头肌反射减弱或消失。

（三）周围神经系统

神经内膜增生、变性，神经束内结缔组织增生，可致神经传导速度减慢，感觉迟钝，信息处理功能和记忆功能减退，出现注意力不集中、性格改变、应激能力下降和运动障碍。

（四）脑血管

随着年龄增长，脑血管发生动脉粥样硬化，导致脑血液循环阻力增大，血流量减少，脑供血不足，进而影响脑代谢，老年人常出现记忆力减退、思维判断能力降低、反应迟钝等，但正常老化通常不会严重影响日常生活。此外，血-脑脊液屏障功能减弱，易导致神经系统感染性疾病发生。

八、感觉器官

（一）皮肤

皮肤的老化是最早且最容易观察到的征象。皮肤脂肪减少、弹力纤维变性，使皮肤松弛、弹性差而出现皱纹。皮脂腺萎缩，皮脂分泌减少或成分改变，使皮肤表面干燥、粗糙、无光泽并伴有糠秕状脱屑，皮肤的排泄功能和体温调节功能也降低。皮肤变薄，抵抗力下降，易受机械、物理、化学等刺激而损伤，长期卧床的老年人易出现压疮等。皮肤色素沉着出现色素斑片，即老年性色素斑，80 岁的老年人约 70% 有老年斑。皮肤中感受外界环境的细胞数减少，对冷、热、痛、触觉等反应迟钝。皮肤的毛细血管较稀疏，面部皮肤变得苍白；血管脆性增加，容易发生出血，如老年性紫癜。

（二）眼和视觉

1. 眼周形态改变

老年人由于眼部肌肉弹性减弱，眼眶周围脂肪减少，可出现眼睑皮肤松弛，上眼睑下垂；下眼睑可发生松弛、脂肪袋状膨出，即眼袋。

2. 视觉改变

（1）角膜：60 岁以后会在角膜边缘基质层因脂质沉积而形成一圈灰白色环状，称为"老年环"。

（2）晶状体：晶状体调节功能和聚焦功能在 40 岁以后开始逐渐减退，视近物能力下降，出现老视；晶状体中非水溶性蛋白逐渐增多而出现晶状体混浊，透光度减弱，致使老年性白内障的发病率增加；晶状体悬韧带张力降低，使晶状体前移，有可能使前房角关闭，影响房水回流，导致眼压升高，容易诱发青光眼。

（3）玻璃体：玻璃体液化和后脱离可引起视网膜脱离，同时易失水、色泽改变、包涵体增多，可引起飞蚊症。

（4）视网膜：视网膜周边带变薄，出现老年性黄斑变性。由于瞳孔括约肌的张力增强、睫状肌硬化，视野明显缩小。色素上皮层细胞及其细胞内的黑色素减少，脂褐质增多，使视力显著下降，对低色调颜色难以辨认、对光的反应和调适能力降低。

（三）耳及听觉

超过 50 岁，人的听力开始下降，50~59 岁被视为中国人听力老化的转折期。表现为高频听力下降、言语识别率降低、脑干诱发电位的潜伏期延长等特点。老化对内耳与耳蜗功能的影响较为严重。皮肤弹性变差、软骨生长，会使耳蜗变大；第Ⅷ对神经细胞数减少，声波从内耳传至脑部的功能发生退化，最先失去对高频率声音的辨认，随着听力敏感度的普遍下降而发生沟通困难，出现老年性耳聋。听觉高级中枢对音信号的分析减慢，反应迟钝，定位功能减退，造成在噪声环境中听力障碍明显。此外，耳郭表皮皱襞松弛、凹窝变浅，收集声波和辨别声音方向的能力降低。老年人耳垢干硬，堆积阻塞易形成中耳耳垢嵌塞，造成传导性听力障碍。

（四）味觉

50 岁以后，舌表面变得光滑，味蕾数目明显减少。随着年龄的增加，其数量可比成人阶段减少 2/3，味觉刺激阈值增大，味觉功能减退。加之口腔黏膜细胞和唾液腺发生萎缩，唾液分泌减少，口腔干燥，会造成老年人食欲缺乏，从而影响机体对营养物质的摄取，还可增加老年性便秘发生的可能性，形成不良循环。

（五）嗅觉

50 岁以后，嗅觉开始变得迟钝，对气味的分辨力下降，尤以男性减退明显。60 岁以后，嗅觉细胞更新变慢，70 岁时嗅觉开始急剧衰退。老年人嗅神经数量减少、萎缩、变性，鼻腔内感受气味的接收器——嗅球萎缩，嗅觉敏感性降低，食欲下降，影响机体对营养物质的摄取。此外，嗅觉丧失会对一些危险环境，如有毒气体、烟味等的分辨能力下降，继而威胁老年人的安全。

（六）触觉

40 岁以后触觉小体数量逐渐减少，60 岁以后触觉小体和表皮接连发生松懈，使触觉敏感性降低，阈值升高。由于神经细胞缺失，神经传导速度减慢，老年人对温度、压力、疼痛等的感受减弱，加上对需要手眼协调的精细动作不能很好地执行，这使得一些日常生活活动，如系鞋带、剪指甲、拨电话号码等出现障碍；对一些危险环境如过热的水、电热器具等的感知度降低，出现安全隐患。

第二节　老年人常见健康问题与护理

随着社会老龄化的进程，老年人健康问题的发生率不断上升。近年来，有学者引入"老年综合征"一词用以描述老年人由于年老体衰、智能和感官以及运动功能障碍等引发的一系列健康问题症候群。积极实施老年人的健康管理与护理，可有效预防老年人健康问题的发生，提高老年人的生命质量，降低医疗成本，节约医疗康复和护理费用。

一、跌倒

跌倒是一种不能自我控制的意外事件，指个体突发的、不自主的、非故意的体位改变，脚底以外的部位停留在地上、地板上或者更低的地方。国际疾病分类（ICD-10）将跌倒分为两类：①从一个平面至另一个平面的跌落；②同一平面的跌倒。老年人跌倒发生率高，是老年人伤残和死亡的重要原因之一。

跌倒是我国人群伤害死亡的第四位原因，而在 65 岁以上的老年人中则为首位。按 30%的发生率估算每年将有 4000 多万老年人至少发生 1 次跌倒。老年人跌倒死亡率随增龄急剧上升。跌倒可导致骨折、软组织损伤及脑部伤害等，不仅致残、致死，还可影响老年人的身心健康。如跌倒后的恐惧心理可以降低老年人的活动能力，使其活动范围受限，生活质量下降等。但是，由于大多数情况下老年人跌倒事件存在可预知的潜在危险因素，因此可通过积极评估和干预进行预防和控制。

【护理评估】

跌倒后护理评估应尽早进行，跌倒后需立即了解：①是否出现与跌倒相关的受伤；②导致跌倒的原因。

（一）健康史

1. 一般资料

收集跌倒者的年龄、性别及文化背景等基本信息。

2. 跌倒原因

跌倒是多种因素相互作用的结果，跌倒的可能性随着危险因素的增加而增加。跌倒的原因分为内在危险因素和外在危险因素两大类。

（1）内在危险因素：内在危险因素是主要来源于患者本身的因素，通常不易察觉且不可逆转，需仔细询问方可获知。

①生理因素：a. 中枢神经系统：老年人智力、肌力、肌张力、感觉、反应能力、反应时间、平衡能力、步态及协同运动能力降低，使跌倒的危险性增加。b. 感觉系统：老年人的视力、视觉分辨率、视觉的空间/深度觉及视敏度下降；老年性传导性听力损失、老年性耳聋甚至耳垢堆积影响听力，老年人很难听到有关跌倒危险的警告声音；老年人触觉下降，前庭功能和本体感觉退行性改变，导致老年人平衡能力降低；从而增加跌倒的危险性。c. 步态：步态的稳定性下降也是引发老年人跌倒的主要原因。老年人缓慢踱步行走，

造成步幅变短、行走不连续、脚不能抬到一个合适的高度。d. 骨骼肌肉系统：老年人骨骼、关节、韧带及肌肉的结构、功能损害和退化是引发跌倒的常见原因。老年人骨质疏松会增加与跌倒相关的骨折发生率，尤其是跌倒导致的髋部骨折。

②病理因素：a. 神经系统疾病：脑卒中、帕金森、脊椎病、小脑疾病、前庭疾病、外周神经系统病变。b. 心血管疾病：直立性低血压、脑梗死、小血管缺血性病变等。c. 影响视力的眼部疾病：白内障、偏盲、青光眼、黄斑变性。d. 心理及认知因素：痴呆、抑郁症。e. 其他：晕厥、眩晕、惊厥、偏瘫、足部疾病及足或脚趾的畸形等都会导致神经反射时间延长和步态紊乱；感染肺炎及其他呼吸道疾病、血氧饱和度下降、贫血、以及电解质平衡紊乱会导致机体的稳定能力受损；老年人泌尿系统疾病或其他伴随尿频、尿急、尿失禁等症状的疾病常使老年人如厕增加或发生排尿性晕厥等而增加跌倒的危险。

③药物因素：一些药物通过影响人的意识、精神、视觉、步态、平衡等方面而容易引起跌倒。可能引起跌倒的药物有：a. 精神类药物：抗抑郁药、抗焦虑药、催眠药、抗惊厥药等；b 心血管药物：降压药物、利尿药、血管扩张药等；c. 其他：降糖药、非甾体类抗炎药、镇痛剂、多巴胺类药物、抗帕金森病药等。

④心理因素：沮丧、抑郁、焦虑、情绪不佳及其导致的社会隔离均可增加跌倒的危险。沮丧可能会削弱老年人的注意力，潜在的心理状态混乱也与沮丧相关，都会导致老年人对环境危险因素的感知和反应能力下降。另外，害怕跌倒也使行为能力降低、活动受限，影响步态和平衡能力而增加跌倒的危险。

（2）外在危险因素：与内在危险因素相比，外在危险因素更容易控制。

①环境因素：a. 室内环境因素：如昏暗的灯光，湿滑、不平坦的地面，障碍物，不合适的家具高度和摆放位置，楼梯台阶，卫生间没有扶栏、把手

等都可能增加跌倒的危险。b. 户外环境因素：台阶和人行道缺乏修缮、雨雪天气、拥挤等都可能引起老年人跌倒。c. 个人环境：居住环境发生改变、不合适的穿着和行走辅助工具、家务劳动（如照顾小孩）等。

②社会因素：老年人的教育和收入水平、卫生保健水平、享受社会服务和卫生服务的途径、室外环境的安全设计，以及老年人是否独居、与社会的交往和联系程度等都会影响其跌倒的发生。

3. 既往史

了解老年人过去是否有跌倒的历史和最近一次跌倒的情况；有无惧怕跌倒的心理；既往疾病及其诊治、用药等是否与跌倒有关。

（二）跌倒的状况

1. 跌倒现场状况

主要包括跌倒环境、跌倒性质、跌倒时着地部位、老年人能否独立站起、现场诊疗情况、可能的跌倒预后和疾病负担以及现场其他人员看到的跌倒相关情况等。

2. 跌倒后的身体状况

主要检查是否出现与跌倒相关的受伤。老年人跌倒后容易并发多种损伤，如软组织损伤、骨折等，故需要重点检查着地部位、受伤部位，并对老年人做全面细致的体格检查。详细检查外伤及骨折的严重程度，同时进行头部、胸腹部、四肢等的全面检查；观察生命体征、意识状态、面容、姿势等；检查听觉、视觉、神经功能等。

（三）辅助检查

根据需要做影像学及实验室检查，明确跌倒造成的损伤情况和引发跌倒的现存或潜在健康问题。实验室检查包括：①影像学检查线、CT 等；②诊断性穿刺等。

（四）心理－社会状况

除了解老年人的一般心理和社会状况外，要特别关注有跌倒史的老年人有无跌倒后恐惧心理，有这种心理的老年人往往因害怕再次跌倒而减少活动和外出，导致活动能力降低、活动范围缩小、人际交往减少，既增加了再跌倒的危险，又对老年人的身心产生负面影响，致使其生命质量下降。

【常见护理诊断/问题】

（一）有受伤害的危险

与跌倒有关。

（二）急性疼痛

与跌倒后损伤有关。

（三）恐惧

与害怕再跌倒有关。

（四）移动能力障碍

与跌倒后损伤有关。

（五）如厕自理缺陷

与跌倒后损伤有关。

（六）健康维护能力低下

与相关知识缺乏有关。

【护理计划与实施】

总体护理计划：①做好跌倒后的正确处理和护理；②通过积极治疗原发病或干预危险因素，预防跌倒的再发生。

治疗和护理的具体目标：①患者跌倒后得到正确有效的处理和护理；②患者日常生活需求得到满足；③患者和（或）照顾者理解并识别跌倒的危险因素，能够主动进行自我防护/他护；④患者对跌倒的恐惧心理好转或消除。

（一）紧急处理

老年人跌倒后，不要急于扶起，要分情况进行跌倒后的现场处理。

（1）检查确认伤情。①询问老年人跌倒情况及对跌倒过程是否有记忆，如不能记起跌倒过程，提示可能为晕厥或脑血管意外，需要行 CT、MRI 等检查确认；②询问是否有剧烈头痛或口角歪斜、言语不利、手脚无力等，提示可能为脑卒中，处理过程中注意避免加重脑出血或脑缺血；③检查有无骨折，如查看有无肢体疼痛、畸形、关节异常、肢体位置异常、感觉异常及大小便失禁等，以确认骨折情形，适当处置。

（2）正确搬运。如需搬运应保证平稳，尽量保持平卧姿势。

（3）有外伤、出血者，立即止血包扎并进一步观察处理。

（4）如果老年人试图自行站起，可协助其缓慢起立，坐位或卧位休息，确认无碍后方可放手，并继续观察。

（5）查找跌倒危险因素，评估跌倒风险，制订防治措施及方案。

（6）对跌倒后意识模糊的老年人，应特别注意：①有呕吐者，将头偏向一侧，并清理口腔、鼻腔呕吐物，保证呼吸通畅；②有抽搐者，移至平整软地面或身体下垫软物，防止碰、擦伤，必要时使用牙间垫等，防止舌咬伤，注意保护抽搐肢体，防止肌肉、骨骼损伤；③如发生呼吸、心跳停止，应立即进行胸外心脏按压、口对口人工呼吸等急救措施。

（二）一般护理

1. 病情观察

立即观察患者神志、心率、血压、呼吸等，警惕内出血及休克征象。严密观察生命体征、意识、瞳孔大小及对光反射，以及单侧虚弱、口齿不清、打哈欠、跌倒后排泄情况，警惕有无颅损伤等。

2. 提供跌倒后的长期护理

大多数老年人跌倒后伴有不同程度的身体损伤，往往导致长期卧床。对于这类患者需要提供长期护理：①根据患者的日常生活活动能力，提供相应的基础护理，满足老年人日常生活需求；②预防压疮、肺部感染、尿路感染等并发症；③指导并协助老年人进行相应的功能锻炼、康复训练等，预防失用性综合征的发生，促进老年人身心功能康复，回归健康生活。

（三）心理调适

重点针对跌倒后出现恐惧心理的老年人进行心理护理。帮助其分析产生恐惧的原因，探讨是因为虚弱/身体功能下降还是自己或身边的老年朋友有跌倒史，从而导致恐惧情绪的产生，并共同制订针对性的措施，以减轻或消除恐惧心理。

（四）健康指导

跌倒的健康指导，着重于如何预防再次发生跌倒。积极开展预防老年人跌倒的指导干预，将有助于减少老年人跌倒的发生，减轻老年人跌倒所致伤害的严重程度。

1. 评估并确定危险因素、制订针对性指导措施

通过监测、调查或常规工作记录收集老年人跌倒信息，进行分析评估，确定老年人跌倒的危险因素；并根据国际公认的伤害预防策略，即教育预防策略、环境改善策略、工程策略、强化执法策略和评估策略 5 个原则，制订预防老年人跌倒的指导措施。

2. 健康指导内容

根据评估结果，指导老年人改变不健康的生活方式和行为，规避或消除

环境中的危险因素，防止跌倒的发生。具体指导内容如下：

（1）增强防跌倒意识：加强防跌倒知识和技能的宣教，帮助老年人及其家属增强预防跌倒的意识；告知老年人及其家属发生跌倒时的不同情况的紧急处理措施，同时告知其在紧急情况发生时应如何寻求帮助等，做到有备无患。

（2）合理运动：指导老年人坚持参加适宜的、规律的体育锻炼，以增强其肌肉力量、柔韧性、协调性、平衡能力、步态稳定性和灵活性，从而减少跌倒的发生。适合老年人的运动包括太极拳、散步、慢跑、游泳、平衡操等。

（3）合理用药：指导老年人按医嘱正确服药，不要随意加药或减药，更要避免自行同时服用多种药物，并且尽可能减少用药的剂量，了解药物的副作用，注意用药后的反应。用药后动作宜缓慢，以防跌倒。

（4）选择适当的辅助工具：指导老年人使用长度合适、顶部面积较大的拐杖，并将拐杖、助行器及经常使用的物件等放在老年人触手可及的位置；如有视觉、听觉及其他感知障碍的老年人应佩戴视力补偿设施、助听器及其他补偿设施。

（5）创造安全的环境：①保持室内明亮，通风良好，保持地面干燥、平坦、整洁；将经常使用的东西放在伸手容易拿到的位置，尽量不要登高取物；保持家具边缘的钝性，防止对老年人产生伤害；对道路、厕所、灯等予以明确标志，并将其具体方位告知老年人。②衣着舒适、合身，避免过于紧身或过于宽松的服饰，避免行走时绊倒；鞋子要合适，尽量避免穿拖鞋、鞋底过于柔软的鞋、过大的鞋、高跟鞋以及易滑倒的鞋；设置跌倒警示牌于病床床头，提醒患者及其照护人员，共同维护老年人的安全。

（6）调整生活方式：指导老年人及家属，在日常生活中应注意：①避免走过陡的楼梯或台阶，上下楼梯、如厕时尽可能使用扶手。②转身、转头时动作一定要慢。③走路保持步态平稳，尽量慢走，避免携带沉重物品。④避免去人多及湿滑的地方。⑤乘坐交通工具时，应等车辆停稳后再上下车。

⑥起身、下床时宜放慢速度。⑦避免睡前饮水过多导致夜间多次起床如厕，晚上床旁尽量放置小便器。⑧避免在他人看不到的地方独自活动。

（7）保证良好的睡眠质量：夜间睡眠差可导致思维和判断力下降，易发生跌倒。老年人御寒能力差，夜间经常紧闭门窗，使室内空气不流通，加之白天活动少或白天睡眠时间过长，导致夜间入睡困难或易醒。故寒冷季节老人跌倒发生率较高。应指导老人适当增加白天的活动，晚上保持室内空气新鲜，其他改善睡眠的措施参见本书相关内容。

（8）防治骨质疏松，减轻跌倒后损伤：指导老年人加强膳食营养，保持饮食均衡，适当补充维生素 D 和钙剂；绝经期老年女性必要时应进行激素替代治疗，增强骨骼强度，降低跌倒后的损伤严重程度。

【护理评价】

经过治疗和护理，是否达到：①老年人跌倒后得到正确有效的处理和护理；②老年人日常生活需求得到满足；③老年人和（或）照顾者理解（并识别）跌倒的危险因素，主动进行自我防护/他护；④老年人对跌倒的恐惧心理好转或消除。

二、吞咽障碍

吞咽障碍又称吞咽功能低下，吞咽异常，或者吞咽紊乱，是指食物或液体从口腔到胃运送过程发生障碍，常有咽部、胸骨后或食管部位的梗阻停滞感觉，是临床常见老年综合征之一。吞咽活动分为口腔准备期、口腔期、咽期、食管期 4 个时期，任何 1 个阶段发生障碍都会导致吞咽运动受阻，发生进食困难。

吞咽障碍可引起营养不良、脱水、吸入性肺炎、窒息，甚至死亡。美国每年因吞咽障碍致死者超过 1 万人，加上其相关并发症导致的死亡达 6 万人，超过糖尿病，其中多数为老年人，严重影响老年人健康。

【护理评估】

(一) 健康史

1. 一般资料

收集患者的年龄、性别及文化背景等基本信息。

2. 口腔功能评估

仔细观察口部开合、口唇闭锁、舌运动、有无流涎、软腭上抬、吞咽反射、呕吐反射、牙齿状态、构音、发声 (如开鼻声提示软腭麻痹；湿性嘶哑提示声带上部有唾液等残留)、口腔内知觉、味觉等。同时了解口腔卫生保健情况等。

3. 吞咽障碍的相关因素

吞咽反射是人类最复杂的反射之一，涉及三叉神经、面神经、舌咽神经、迷走神经、副神经及舌下神经 6 对脑神经，咀嚼肌群、舌骨上下肌群、面部肌肉和舌肌等共 20 多对肌肉。吞咽障碍的影响因素较为复杂。

(1) 衰老：研究发现随着年龄的增加，吞咽障碍的发生率也随之增加。老年人牙病或者牙齿残缺，使咀嚼能力大大下降，吃大块食物不易嚼碎；由于年龄和疾病的影响，张口反射下降、咽喉部感觉减退、咳嗽反射减弱、胃肠蠕动减弱、体位调节能力丧失以及抵御咽喉部分泌物及胃内容物反流入呼吸道的能力下降，因而出现吞咽功能失调；老年人头颈部的灵活性下降；这些变化可能会引起患者出现吞咽障碍的症状。

(2) 疾病：老年患者吞咽相关肌肉及神经病变容易引起吞咽障碍，老年患者并发吞咽障碍相关的常见疾病主要包括以下 3 类：①神经系统疾病：脑卒中、帕金森病和老年痴呆等神经系统疾病，损伤神经传导的病变如急性感染性神经炎等都是引起吞咽障碍的危险因素。②梗阻性病变：咽、喉、食管腔内的炎性肿胀、瘢痕性狭窄，口腔、咽、喉、食管肿瘤以及食管腔周围肿块等的压迫，都可能影响吞咽功能。此类疾病导致的吞咽障碍也称为器质性吞咽功能障碍。③其他慢性疾病：类风湿性疾病如硬皮病、干燥病等也可以因为内脏器官硬化及萎缩、唾液分泌减少等影响吞咽功能。如糖尿病、慢性阻塞性肺疾病、慢性呼吸衰竭、心衰等，可能与上述病变联合影响机体自身储备，促进衰老、体位不易保持、呼吸急促、吞咽期会厌闭合时间缩短等，使患者容易发生口腔吞咽障碍。

（3）治疗措施：老年人通常患有一种或多种慢性病，在治疗中药物副作用、侵入性操作等均可导致老年人吞咽障碍。①药物副作用：镇静安眠药物等精神药物抑制中枢神经系统，影响口腔吞咽协调；抗组胺药、抗胆碱能药等有可能通过影响口腔唾液分泌而影响吞咽功能。②侵入措施：气管切开、气管插管、头颈部手术及头颈部放疗也可能使患者吞咽障碍的发生率增加。如喉全部切除术、甲状腺手术等，可导致喉返神经麻痹、吞咽和咳嗽反射减弱，或喉内肌瘫痪影响吞咽功能。③进餐体位：进食姿势不正确，如平卧位进食、进食后平卧位也可能影响吞咽。

4. 吞咽功能评估

（1）评估对象：入院后所有老年患者进食或进饮之前应进行吞咽功能低下筛选，特别是高龄、认知障碍或神经系统疾病患者，ADL下降者，口腔干燥者，正在接受治疗（如药物、抗癌疗法）导致口腔干燥、肿胀者，有慢性病（如糖尿病、干燥综合征等）影响口腔或牙齿等。

（2）吞咽障碍筛选与评估。

①基本筛选：观察患者意识的水平，观察控制姿势的能力，能否坐位15分钟；观察口腔卫生，观察口腔及分泌物控制力。

②吞咽试验：患者能参与并且配合直立位置（坐位）吞咽，评估可先采用唾液吞咽实验，再进行水吞咽试验或者标准床旁吞咽功能评估。

a. 反复唾液吞咽试验：患者取端坐位，检查者将手指放在患者的喉结及舌骨处，让其快速反复吞咽，感受舌骨随吞咽的运动。观察在30秒内患者吞咽的次数和喉上提的幅度，30 秒内吞咽少于 3 次确认为吞咽功能异常。

b. 洼田饮水试验：让患者端坐，喝下 30ml 温开水，观察所需时间及呛咳情况。评价如下：1 级：5 秒内能 1 次顺利将水咽下；2 级：5 秒内分 2 次以上将水咽下而无呛咳；3 级：5 秒内 1 次咽下，但有呛咳；4 级：5~10 秒内分 2 次以上咽下并有呛咳；5 级：10 秒内不能将水全部咽下并频繁呛咳。1 级为正常，2 级为可疑异常，3~5 级为异常。注意事项：专人负责；做饮水试验时，不要告诉患者，以免患者紧张，影响试验分级；测试者给患者喂水或告诉家属喂水时，剂量要准确，并根据患者平时呛咳的情况决定喝水的方法，以免给患者造成不适感觉。

c. 标准吞咽功能评估：分为 3 部分。先对患者进行初步评价：无异常且能正常饮水，为初步评估正常。若初步评估正常，再进行第二步，饮一匙水（量约 5ml），重复 3 次；若在此步骤中，3 次吞咽中有 2 次正常或 3 次完全正常，则进行第三步：饮一杯水（量约 60ml）。结果判断：根据患者饮水的情况推断是否存在误咽。任何一个步骤不能完成就判断为阳性，完成试验者如果有饮水时呛咳或饮水后声音变化可视为吞咽障碍。分值范围为 18~46 分，评分越高，吞咽障碍越明显，临床使用敏感度、特异度分别为 50%~97%、80%~90%。

d. 其他吞咽功能：患者入院后对其进行的首次进食评估、吞咽饼干试验、吞糊试验为进食试验。必要时由影像学医师进行视频内窥镜吞咽检查、改良吞钡检查。此外，可使用一些辅助方法如颈部听诊法和血氧定量法等。

5. 摄食过程评估

（1）先行期：评估意识状态、有无高级脑功能障碍影响、食速、食欲。

（2）准备期：评估开口、闭唇、摄食、食物从口中洒落、舌部运动（前后、上下、左右）、下颌（上下、旋转）、咀嚼运动、进食方式变化。

（3）口腔期：评估吞送（量、方式、所需时间）过程、口腔内残留情况。

（4）咽部期：评估喉部运动、噎食、咽部不适感、咽部残留感、声音变化、痰量有无增加。

（5）食管期：评估胸口憋闷、吞入食物逆流。此外，有必要留意食物内容、吞咽功能低下的食物性状、所需时间、一次摄食量、体位、残留物去除方法、疲劳、环境、帮助方法、帮助者的问题等。

6. 进餐习惯评估

评估有无不良进食习惯：如进食过快、食物过硬或过黏、边进食边说话、饮酒过量、精神疲惫等。评估老年人日常生活能力，特别是进食是否需要监督、协助，甚至是完全依赖。按照进食自理能力提供不同帮助，必要时鼓励患者及家人记录进餐日记。

7. 营养风险评估

可以使用简易营养筛查量表进行评估。应在最初 48 小时内进行，并在患者恢复期间定期进行重新评估。另外还可以用体质指数（BMI）进行评估，并对独立进食能力、食欲、身体状况、精神状态及食品消费进行记录并评估。此外，还可根据患者具体情况监测生化指标。

8. 其他功能状态

注意有无体力、呼吸状态、疾病稳定性、脱水、营养等方面的问题，确认患者是否属于适合摄食的状态；确认患者的意识水平是否可进行清醒进食，是否随着时间发生变化；观察语言、认知、行为、注意力、记忆力、情感、智力水平等高级脑功能有无问题。并了解患者有无脑损伤、肿瘤、重症肌无力等基础疾病及其发展阶段，可作为选择不同康复手段的参考依据。

9. 评估并监测吸入性肺炎的体征

评估并监测患者有无发热或寒战、呼吸急促、心跳加快、咳嗽、痰量增多或颜色变黄、低氧血症，有无主诉气紧、呼吸困难，并观察有无谵妄或意识状态改变，及时发现吸入性肺炎相关症状体征。

（二）吞咽障碍的状况

由于吞咽障碍导致噎呛的患者常被误认为心绞痛发作而延误最佳抢救时机，所以一定要正确评估、及时判断。噎呛的临床表现大致分为3个时期。

1. 早期表现

进食时突然不能说话、欲说无声，大量食物积存于口腔、咽喉前部，患者面部涨红，并有呛咳反射；如果食物吸入气管，患者感到极度不适，大部分患者常不由自主地一手呈"V"字状紧贴于颈前喉部，并用手指口腔，呼吸困难，甚至出现窒息的痛苦表情。

2. 中期表现

食物堵塞咽喉部或呛入气管，患者出现胸闷、窒息感，食物吐不出，两手乱抓，两眼发直。

3. 晚期表现

患者出现满头大汗、面色苍白、口唇发绀、突然猝倒、意识模糊、烦躁不安，则提示食物已误入气管，不及时解除梗阻，可出现大小便失禁、鼻出血、抽搐、昏迷，甚至呼吸心跳停止。

（三）辅助检查

主要是为正确评价吞咽功能，以了解是否有噎呛的可能及发生的时期。可采用吞咽造影、内镜、超声波、吞咽压检查等手段动态观察。

（四）心理-社会状况

由于噎呛的结果常常危及老年人的生命，患者及其家属在知识不足的情况下往往容易产生焦虑和恐惧的心理，所以，要特别评估患者及其家属是否已出现焦虑和恐惧的心理问题。

【常见护理诊断/问题】

（一）吞咽障碍

与老化、进食过快、食物过硬或过黏、疾病原因（如脑梗死、痴呆、谵妄）等有关。

（二）有窒息的危险

与摄食–吞咽功能减弱有关。

（三）有急性意识障碍的危险

与有窒息的危险有关。

（四）焦虑

与担心窒息而紧张有关。

（五）恐惧

与担心窒息而害怕有关。

【护理计划与实施】

治疗和护理的总体目标是：①吞咽障碍得到缓解；②噎呛能够得到及时处理，未发生窒息和急性意识障碍等危险；③患者焦虑、恐惧情绪减轻，配合治疗及护理；④未发生相关并发症。

（一）改变饮食和使用补偿技术

1. 饮食控制

根据老人的吞咽状况，指导或者为患者选择合适的软食，如半流质、流质。不同质地食物应精美可口，并且有多种食物可以供患者选择。

2. 补偿技术（姿势和动作改变）

比如吞咽的时候提示和鼓励患者吞下，嘴巴闭合和身体前倾、头部向前等。

3. 其他

可行的话尽量保持直立体位或前倾 15°；口水过多使用口水防护服、围裙，必要时抽吸过多口水；进食后 30 分钟减少痰液的抽吸；内科医生、口腔科医生、药剂师共同讨论药物用药情况。

（二）吞咽困难的治疗

1. 生物反馈

根据吞咽功能障碍的性质，患者治疗愿望和认知状态评估选择合适的对象进行生物反馈治疗。

2. 吞咽康复训练

吞咽困难患者应该有口咽部的吞咽康复训练，包括恢复性练习、补偿技术等。

3. 营养干预

（1）口服营养补充剂：营养筛查出有营养不良和营养不良风险的老人，应由营养师指导并且给予口服营养补充处方。

（2）静脉补充营养：评估完全不能、部分不能经口进食者，选择适当营养、液体补充方式。

（3）管饲：患者不能吞咽，对液体和食物有噎呛，可以通过鼻胃管，经皮内镜下胃造口术供给营养，并可推荐给长期（＞4 周）肠内管饲的患者使用。

（三）进食护理

高危噎呛或者有误吸风险的患者必须经过吞咽评估，由言语治疗师、医生给予进食医嘱，患者才能够开始经口摄食，与护理人员核对言语治疗师建议的食物/液体种类（软食、流质饮食、普通饮食）、食物稠度等级，作为安全吞咽计划的组成部分。

1. 进食环境准备

（1）餐厅或病房：鼓励老年人在餐厅进食以增加进食量，提供个性化餐厅服务；进餐时尽量停止不必要的治疗或其他活动。

（2）餐具：使用适当餐具（例如，大小形状适宜的瓷器、杯碟、筷子、勺子等），不使用一次性餐具，必要时用围兜（围裙）。

（3）家具：老年人应坐在稳定的扶手椅上；坐在轮椅上或在床上进餐的患者餐桌高度应适当调整。

（4）环境：保持安静，尽量让照顾者和电视的声音最小化，同时鼓励老人和照顾者之间的适当交流。

（5）其他：如首选使患者愉快的音乐；光线应适当，以患者无眩光产生为标准，避免光线过暗或过亮；使用颜色对比来帮助适应老年人的视力下降；食物的气味能诱发食欲，或餐厅接近备餐区，刺激食欲；设备齐全、清洁；照顾者和（或）老人能够熟悉使用。

2. 食物选择

避免有刺、干硬容易引起噎呛的食物；避免黏性较强食物如糯米之类食物；避免食物过冷或过热；少食辛辣、刺激的食物；不可过量饮酒；对偶有呛咳的患者，合理调整饮食搭配，尽量做到细、碎、软的食物要求。

3. 体位管理

尽量保持直立体位或前倾 15°。患者应坐在椅子上进食，如果其需要协助，可以使用枕头、坐垫等协助其保持端坐位。如果患者被限制在床上，在整个进食（食物、液体、药物）期间至少抬高床头 60°，而且进食后需至少 20 分钟后才能放低床头。如果患者实在无法保持 60° 及以上的体位，护理人员协助患者经口进食。

4. 注意进餐观察

进餐时观察患者的食量、食速及体位，有意控制食量和速度。进餐时不要与病人交谈，或催促进食，病人发生呛咳时宜暂停进食，严重时停止进食，进食过程中发现患者突然不能说话、欲说无声、剧烈呛咳、面色青紫，呼吸困难等现象，应及时清理呼吸道，保持呼吸道通畅，就地抢救。

5. 进食注意事项

（1）注意力集中：老年人进餐时应精力集中，不宜谈论令人不快的事情，情绪不稳定时不宜进餐。

（2）进食量及速度适宜：避免一次进食过多，应少食多餐、细嚼慢咽；对于进食慢的患者，配餐员可将餐盘留下，不强调在规定的时间内收回。

（3）鼓励自我进食：能够自主进食的患者，护理人员应用多种方法鼓励老人自己进食，而不是帮助进食以减少进食时间。

（4）进餐时段巡视：跨学科团队应从不同方面检查进餐的过程、进餐的服务、进餐环境和老年人个人的喜好。

6. 协助喂食的方法

对于进食困难，医嘱能够经口进食的患者，需要喂食。

（四）现场急救

1. 清醒状态下误吸异物堵塞呼吸道的急救

通常采用海姆里克腹部冲击法急救，步骤如下：

（1）护士帮助患者站立并站在患者背后，用双手臂由腋下环绕患者的腰部。

（2）一手握拳，将拳头的拇指一侧放在患者的胸廓下段与脐上的腹部部分。

（3）用另一手抓住拳头，肘部张开，用快速向上的冲击力挤压患者腹部。

（4）反复重复第（3）步，直至异物吐出。

2. 无意识状态下误吸异物堵塞呼吸道的急救

将患者置平卧位，肩胛下方垫高，颈部伸直，摸清环状软骨下缘和环状软骨上缘的中间部位，即环甲韧带（在喉结下），稳准地刺入一个粗针头（12~18号）于气管内，以暂时缓解缺氧状态，以争取时间进行抢救，必要时配合医师行气管切开术。

（五）临床管理

吞咽障碍患者有误吸与噎呛的高度危险，护士应及时与患者及家属沟通，做好护理记录。患者床旁应有相应标识，加强交班，做好防噎呛的知识宣教。此外，可根据病情，必要时采用鼻饲法或皮内镜下胃造口术供给营养。

（六）心理调适

引导患者接受由于吞咽障碍导致的进食困难的现实，并告知患者可以通过有致的预防措施来防止误吸与噎呛的发生等，减轻或消除焦虑、恐惧心理。当误吸与噎呛发生后，应及时稳定患者情绪，安慰患者，以缓解其紧张情绪。

（七）健康指导

健康指导对象应包括患者及其照顾者。

1. 现场应急指导

（1）当患者出现呛咳时，立即协助低头弯腰，身体前倾，下颏朝向前胸。

（2）如果食物残渣堵在咽喉部危及呼吸时，患者应再次低头弯腰，喂食者可在其肩胛下沿快速连续拍击，使残渣排出。如果仍然不能排出，取头低足高侧卧位，以利体位引流；用筷子或用光滑薄木板等撬开患者口腔，放置上下齿之间，或用毛巾卷个小卷撑开口腔，清理口腔、鼻腔、喉部的分泌物和异物，以保持呼吸道通畅。在第一时间尽可能自行祛除堵塞气道异物的同时，应尽早呼叫医务人员抢救。

2. 教会患者及照顾者自救方法和步骤

海姆里克急救法。

海姆里克急救法又称腹部手拳冲击法：病人取立位或坐位。急救者站于病人身后，用双臂环抱其腰部，一手握拳以拇指侧腹部位于腹中线脐上远离剑突处，另一手紧握拳头用力快速向内、向上冲压 6 ~ 8 次，以此造成人工咳嗽，驱出异物。注意施力方向，防止胸部和腹内脏器损伤。

3. 吞咽功能锻炼指导

①面部肌肉锻炼：包括皱眉、鼓腮、露齿、吹哨、龇牙、张口、咂唇等；②舌肌运动锻炼：伸舌，使舌尖在口腔内左右用力顶两颊部，并沿口腔前庭沟做环转运动；③软腭的训练：张口后用压舌板压舌，用冰棉签于软腭上做快速摩擦，以刺激软腭，嘱患者发"啊、喔"声音，使软腭上抬，利于吞咽。通过上述方法，促进吞咽功能的康复或延缓吞咽功能障碍的恶化，预防噎呛的再发生。

【护理评价】

经过治疗和护理，效果是否达到：①吞咽障碍得到缓解；②未发生窒息和急性意识障碍等危险；③患者焦虑、恐惧情绪减轻，配合治疗及护理；④未发生相关并发症；⑤患者及其照顾者掌握误吸与噎呛的自救方法和预防误吸异物堵塞呼吸道的知识。

三、尿失禁

尿失禁是指由于膀胱括约肌的损伤或神经功能障碍而丧失排尿自控的能力，使尿液不受主观控制而自尿道口溢出或流出的状态。

尿失禁是老年人中最为常见的健康问题，不同性别、民族、种族中的尿失禁发生率都随着年龄的增加而增高。尿失禁对大多数老年人的生命无直接影响，但是它所造成的身体异味、反复尿路感染及皮肤糜烂等，是导致老年人发生孤僻、抑郁等心理问题的原因之一；而且它还对患者及其家庭、卫生保健人员以及社会带来沉重的经济负担和精神负担，严重影响老年患者的生命质量。

【护理评估】

(一) 健康史

1. 一般资料

收集尿失禁患者的年龄、性别、家庭结构、社会参与、饮酒情况等基本信息。

2. 尿失禁的原因

(1) 中枢神经系统疾患：如脑卒中、脊髓病变等引起的神经源性膀胱。

(2) 手术创伤：如前列腺切除术、膀胱手术、直肠癌根治术等，可损伤膀胱及括约肌的运动或感觉神经。

(3) 尿潴留：如前列腺增生、膀胱颈挛缩、尿道狭窄等引起。

(4) 不稳定性膀胱：如膀胱肿瘤、结石、炎症、异物等引起。

(5) 妇女绝经期后：雌激素缺乏引起尿道壁和盆底肌肉张力减退。

(6) 分娩损伤：子宫脱垂、膀胱膨出等引起的括约肌功能减弱。

(7) 药物作用：利尿药、抗胆碱能药、抗抑郁药、抗精神病药及镇静安眠药等药物。

(8) 心理问题：焦虑、抑郁等。

(9) 其他：有无粪便嵌顿，以及活动情况等。

(二) 尿失禁的状况

(1) 排尿时是否伴发其他症状　如尿急、尿频（日间排尿超过7次）、夜尿、突然出现的排尿急迫感等。

(2) 是否有诱发尿失禁的原因　如咳嗽、打喷嚏等。

(3) 尿失禁发生的时间、失禁时流出的尿量及失禁时有无尿意等。

(三) 辅助检查

根据情况选择相应辅助检查，包括：①尿常规、尿培养和生化检查；

②测定残余尿量；③排尿期膀胱尿道造影、站立膀胱造影；④膀胱测压；⑤闭合尿道压力图；⑥必要时行膀胱压力、尿流率、肌电图的同步检查；⑦动力性尿道压力图；⑧尿垫试验；⑨排尿记录等。

（四）心理-社会状况

尿失禁造成的身体异味、反复尿路感染及皮肤糜烂等，容易给患者及其家庭带来经济负担和精神负担。所以，有必要评估老年人是否发生孤僻、抑郁等心理问题，是否已发生社会交往障碍，以及其家庭的经济负担和精神负担等。

【常见护理诊断/问题】

（一）压力性尿失禁

与老年退行性变化（尿道括约肌松弛）、手术、肥胖等因素有关。

（二）急迫性尿失禁

与老年退行性变化、创伤、腹部手术、留置导尿管、液体（酒精、咖啡因、饮料）摄入过多，以及患有尿路感染、中枢或周围神经病变、帕金森病等疾病有关。

（三）反射性尿失禁

与老年退行性变化、脊髓损伤、肿瘤或感染引起对反射弧水平以上的冲动的传输障碍有关。

（四）社会交往障碍

与尿频、异味引起的不适、困窘和担心等有关。

（五）知识缺乏

缺乏尿失禁治疗、护理及预防等知识。

（六）有皮肤完整性受损的危险

与尿液刺激局部皮肤、辅助用具使用不当等有关。

【护理计划与实施】

老年人尿失禁的发生常是多种因素共同作用的结果，故在治疗尿失禁时应遵循个体化原则，钋对不同的情况采取治疗措施。治疗与护理的总目标是：①患者日常生活需求得到满足；②行为训练及药物治疗有效，患者信心增强、能正确使用外引流和护垫、做到饮食控制及规律的康复锻炼等；③患者接受现状，积极配合治疗护理，恢复参与社交活动。

（一）尿失禁护理用具的选择及护理

1. 失禁护垫、纸尿裤

最为普遍且安全的方法，可以有效处理尿失禁的问题，既不影响患者翻身及外出，又不会造成尿道及膀胱的损害，也不影响膀胱的生理活动。注意每次更换时用温水清洗会阴和臀部，防止尿湿疹及压疮的发生。

2. 高级透气接尿器

适用于老弱病残、骨折、瘫痪及卧床不起、不能自理的患者。类型：BT-1 型（男）或 BT-2 型（女）接尿器。使用方法：先用水和空气将尿袋冲开，防止尿袋粘连。再将腰带系在腰上，将阴茎放入尿斗中（男性患者）或接尿斗紧贴会阴（女性患者），并把下面的 2 条纱带从两腿根部中间左右分开向上，与三角布上的两个短纱带连接在一起即可使用。这种方法可以避免生殖器糜烂、皮肤瘙痒感染、湿疹等问题。

3. 避孕套式接尿袋

其优点是不影响患者翻身及外出。主要适用于男性老年人，选择适合患者阴茎大小的避孕套式尿袋，勿过紧。在患者腰间扎一松紧绳，再用较细松、紧绳在避孕套口两侧妥善固定，另一头固定在腰间松紧绳上，尿袋固定高度适宜，防尿液反流入膀胱。

4. 保鲜膜袋接尿法

其优点是透气性好，价格低廉，引起泌尿系感染及皮肤改变的情况较少，适用于男性尿失禁患者。使用方法：将保鲜膜袋口打开，将阴茎全部放入其中，取袋口对折系一活口，系时注意不要过紧，留有 1 指的空隙为佳。使用时注意选择标有卫生许可证、生产日期、保质期的保鲜袋。

5. 一次性导尿管和密闭引流袋

适用于躁动不安及尿潴留的患者，优点在于为患者翻身按摩、更换床单时不易脱落；缺点是护理不当易造成泌尿系感染，长期使用会影响膀胱的自动反射性排尿功能。因此，护理上必须严格遵守无菌操作，尽量缩短导尿管留置的时间。

（二）协助行为治疗

行为治疗包括生活方式干预、盆底肌肉训练、膀胱训练。

1. 生活方式干预

如合理膳食、减轻体重、戒烟、规律运动等。

2. 盆底肌肉训练

可分别在不同卧位时进行训练。

（1）站立：双脚分开与肩同宽，尽量收缩骨盆底肌肉并保持 10 秒钟，然后放松 10 秒钟，重复收缩与放松 15 次。

（2）坐位：双脚平放于地面，双膝微微分开，与肩同宽，双手放于大腿上，身体微微前倾，尽量收缩骨盆底肌肉并保持 10 秒钟，然后放松 10 秒钟，重复收缩与放松 15 次。

（3）仰卧位：双膝微屈约 45°，尽量收缩骨盆底肌肉并保持 10 秒钟，然后放松 10 秒钟，重复收缩与放松 15 次。

3. 膀胱训练

可增加膀胱容量，以应对急迫性的感觉，并延长排尿间隔时间。具体步骤如下：

（1）让患者在白天每小时饮水 150~200ml，并记录饮水量及饮入时间。

（2）根据患者平常的排尿间隔，鼓励患者在急迫性尿意感发生之前如厕排尿。

（3）若能自行控制排尿，2 小时没有尿失禁现象，则可将排尿间隔再延长 30 分钟。直到将排尿时间逐渐延长至 3~4 小时。

（三）用药护理

1. 了解治疗尿失禁的药物

一线药物包括托特罗定、曲司氯铵和索利那新等。其他药物包括：①其他 M 受体拮抗剂：如奥昔布宁；②镇静抗焦虑药：如地西泮、氯丙嗪；③钙拮抗剂：如维拉帕米、硝苯地平；④前列腺素合成抑制剂：如吲哚美辛等。

2. 护理措施

指导老年人遵医嘱正确用药，详细具体地讲解药物的作用及注意事项，并告知患者不要依赖药物而要配合功能锻炼的重要性。

（四）手术护理

各种非手术治疗失败者，或伴有盆腔脏器脱垂、尿失禁严重影响生活质量者可采用手术治疗。手术方法不断更新，根据患者具体情况选择不同手术方法。对需要手术治疗的患者，做好相应的术前、术后护理和术后康复指导。

（五）心理调适

从患者的角度思考及处理问题，建立互信的护患关系。注重患者的感受，进行尿失禁护理操作时用屏风等遮挡保护其隐私。尊重患者的保密意愿，先征求老年人同意后，才可以就其健康问题与其亲友或照顾者交谈。向患者及家属讲解尿失禁问题的处理，讲解尿失禁问题可以处理好，增强老年人应对尿失禁的信心，减轻老年人的焦虑情绪，同时顾及老年人的尊严，用心聆听老年人抒发困扰及愤怒情绪，帮助其舒缓压力。

（六）健康指导

1. 皮肤护理

指导患者及其照护者及时更换尿失禁护理用具；注意会阴部清洁卫生，每日用温水擦洗，保持会阴部皮肤清洁干燥；变换体位、减轻局部受压、加强营养等，预防压疮等皮肤问题的发生。

2. 饮水

向老年人解释尿液对排尿反射刺激的必要性，保持每日摄入的液体量在2000~2500ml，适当调整饮水时间和量，睡前限制饮水，以减少夜间尿量。避免摄入有利尿作用的咖啡、浓茶、可乐、酒类等饮料。

3. 饮食与大便管理

告诉老年人宜均衡饮食，保证足量热量和蛋白质供给；摄取足够的纤维素，必要时用药物或灌肠等方法保持大便通畅。

4. 康复活动

鼓励老年人坚持做盆底肌肉训练与膀胱训练、健身操等活动，减缓肌肉松弛，促进尿失禁的康复。

5. 其他指导

老年人的卧室尽量安排在靠近厕所的位置，夜间应有适宜的照明灯，厕所应设有与痴呆、认知障碍相关的标识。必要时指导老年人按医嘱使用药物。

【护理评价】

通过治疗和护理后，是否达到：①患者日常生活需求得到满足，无并发症发生；②患者信心增强、能正确使用尿失禁护理用具，做到饮食控制及规律的康复锻炼等；③患者能主动参与治疗活动，恢复社交活动；④患者了解尿失禁及其处理的相关知识。